AF217741

Heike Höfler

Kleine Rückenschule

Kompakt-Ratgeber

*Bewährte Übungen
bei Rücken- und
Nackenschmerzen*

Haben Sie Fragen an den Verlag?
Anregungen zum Buch?
Erfahrungen, die Sie mit anderen teilen möchten?

Nutzen Sie unser Internetforum:
www.mankau-verlag.de

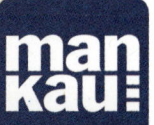

Impressum

Bibliografische Information der Deutschen Nationalbibliothek
Die Deutsche Nationalbibliothek verzeichnet diese Publikation in der
Deutschen Nationalbibliografie; detaillierte bibliografische Daten sind
im Internet über http://dnb.d-nb.de abrufbar.

Heike Höfler
Kleine Rückenschule. Bewährte Übungen bei Rücken- und Nackenschmerzen
Kompakt-Ratgeber
ISBN 978-3-86374-329-1
1. Auflage Oktober 2016

Mankau Verlag GmbH
Postfach 13 22, D-82413 Murnau a. Staffelsee
Im Netz: www.mankau-verlag.de
Internetforum: www.mankau-verlag.de/forum

Redaktion: Julia Feldbaum, Augsburg
Endkorrektorat: Susanne Langer M. A., Traunstein
Cover/Umschlag: Andrea Barth, Guter Punkt GmbH & Co. KG, München
Layout: X-Design, München
Satz und Gestaltung: Lydia Kühn, Aix-en-Provence, Frankreich
Energ. Beratung: Gerhard Albustin, Raum & Form, Winhöring

Abbildungen/Fotos: Guter Punkt unter Verwendung von Motiven von thinkstock
(U1, U4, 1); Lena Sommer, Augsburg (U3, U4, 4u, 5u, 28, 30, 34–38, 40, 41,
45–125); Colourbox.de (4, 5, 6/7, 9, 11, 15, 26, 33, 42/43)

Druck: Westermann Druck Zwickau GmbH, Zwickau/Sachsen

»Ich bin ein Öko-Buch!«
Das im Innenteil eingesetzte EnviroTop-Recyclingpapier wird ohne zusätzliche
Bleiche, ohne optische Aufheller und ohne Strichauftrag produziert. Es besteht
zu 100 % aus recyceltem Altpapier und entstammt einer CO_2-neutralen Pro-
duktion. Das Papier trägt das Umweltzeichen »Der blaue Engel«.

Hinweis für die Leser:
Die Autorin hat bei der Erstellung dieses Buches Informationen und Ratschläge
mit Sorgfalt recherchiert und geprüft, dennoch erfolgen alle Angaben ohne
Gewähr. Verlag und Autorin können keinerlei Haftung für etwaige Schäden oder
Nachteile übernehmen, die sich aus der praktischen Umsetzung der in diesem
Buch vorgestellten Anwendungen ergeben. Bitte respektieren Sie die Grenzen
der Selbstbehandlung und suchen Sie bei Erkrankungen einen erfahrenen Arzt
oder Heilpraktiker auf.

Vorwort

Ein starker, schmerzfreier Rücken ist bei unseren heutigen Berufen unerlässlich. Wir sitzen sehr viel, verharren oft über Stunden in derselben Haltung am Computer, und selbst unsere Freizeitgestaltung findet häufig unbewegt oder in einer einseitigen Körperhaltung statt. Wir kommen nicht umhin, unsere Muskulatur bewusst zu trainieren und gezielt aufzubauen. Mit einigen Minuten Zeit am Tag ist schon viel gewonnen.

Legen Sie los, und geben Sie Ihrem Körper, was er braucht: starke und dehnbare Muskeln, die Sie stabilisieren, beweglich und gesund erhalten!

Viel Freude beim Training,

Ihre Heike Höfler

Inhalt

Training für einen gesunden Rücken 43

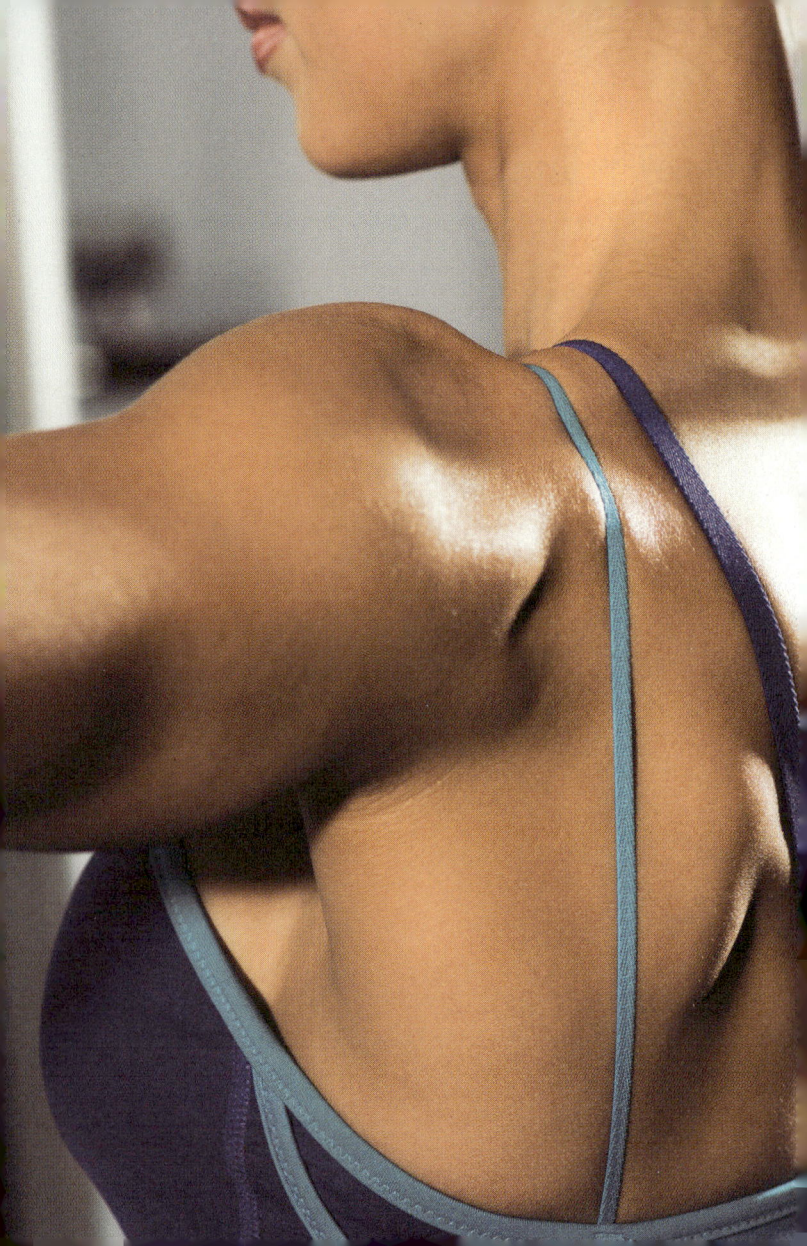

Ihr Rücken
und die Muskeln,
die ihn halten

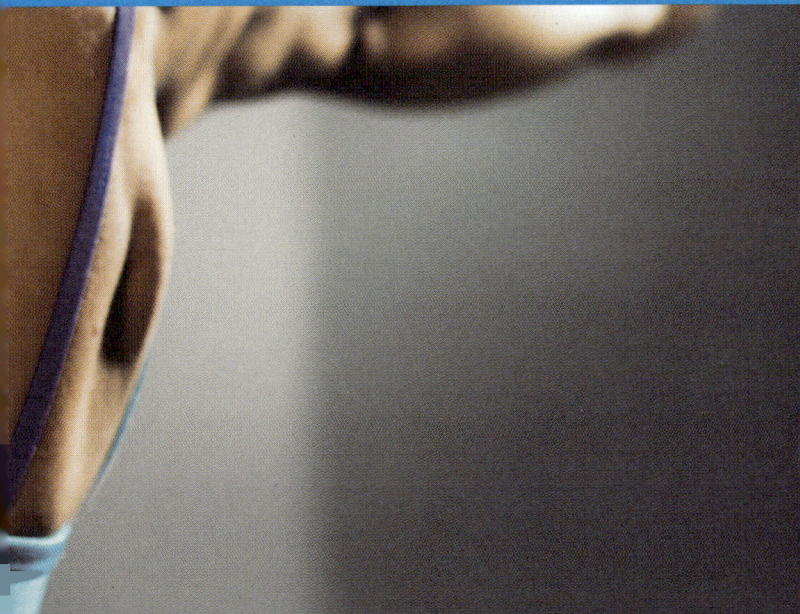

Problemzone Rücken

Gehören Sie auch zu den Rückenschmerzgeplagten, oder wollen Sie vorbeugend etwas für Ihren Rücken tun? Acht von zehn Menschen klagen in Deutschland über Beschwerden im Nackenbereich oder in der Lendenwirbelsäule. Irgendwann erwischt es fast jeden. Denn die Lebensweise der zivilisierten Gesellschaft ist nicht gerade rückenfreundlich. Sehr häufig sind ein zu schwaches Muskelkostüm um die Wirbelsäule und Muskelverspannungen daran schuld. Diese entstehen meist nicht von heute auf morgen und werden oft durch Stress, Bewegungsmangel, einseitige Bewegungen oder Fehlhaltungen bzw. Daueranspannungen ausgelöst – und eben dadurch dauernd verstärkt oder aufrechterhalten. Rückenschmerzen betrifft »Schreibtischtäter« genauso wie Kassiererinnen, Lagerarbeiter, Zahnärzte, Mechaniker, Vielfahrer und viele andere Berufsgruppen. Jede hoch konzentrierte Arbeit in einer meistens einseitigen, angespannten Haltung hat so gut wie immer Muskelverspannungen zur Folge.

Anhaltende Rückenschmerzen müssen nicht sein! Vorbeugung und eine veränderte Einstellung zu Ihrem Rücken bzw. Ihrer Gesundheit im Allgemeinen können auch Ihnen Schmerzen ersparen. Dieser kompakte Ratgeber zeigt Ihnen die effektivsten Übungen, um Rückenschmerzen zu beseitigen oder zu verhindern. Das heißt in Kürze: Sie müssen Ihren Rücken stärken, um

Beschwerden aktiv zu lindern. Dies ist möglich durch einen neuen, verantwortungsbewussten Umgang mit dem Rücken und viel abwechslungsreicher Bewegung: Bewegung statt Schonung, Bewegung, die Freude macht. In diesem Rückenbuch geht es deshalb um Körperwahrnehmung, Achtsamkeit und die besten, effektivsten, wirkungsvollsten Übungen für Muskeln und alle Strukturen der Wirbelsäule. Regelmäßiges Üben wird sich immer auszahlen, um Muskeln, Bänder, Sehnen und die Faszien gesund und elastisch zu halten. Denn verklebte Faszien und Muskelfasern behindern jede Bewegung und die Beweglichkeit, wodurch Gelenke stark belastet werden und schneller Abnutzungserscheinungen zeigen – auch die kleinen Wirbelgelenke.

Trainierte Haltemuskeln und geschmeidige Faszien entlasten dagegen Wirbelgelenke und Bandscheiben, schützen das Skelett, die Wirbelsegmente und die Bandscheiben vor frühem Verschleiß und Schmerzen.

Schmerzen in der Lendenwirbelsäule sind den meisten bekannt.

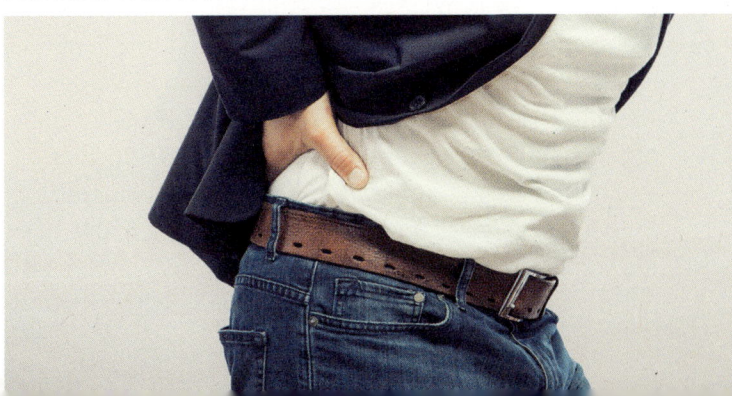

Die Übungen in diesem Buch helfen Ihnen, Ihren Rücken und die Haltemuskeln zu stärken, das Gewebe elastisch zu halten und die Körperhaltung zu verbessern. Außerdem spüren Sie schneller, wenn Sie zu lange in einer Zwangshaltung sitzen oder stehen. Diese neue Wahrnehmung sowie gezielter Muskelaufbau und Faszienpflege schützen Sie vor Abnutzungen und Schmerzen.

DAS SCHLIMMSTE VERHINDERN

INFO

Ein starker Rücken und geschmeidiges Bindegewebe bzw. Faszien- und Sehnengewebe ist die beste Prävention gegen die gefürchtete Chronifizierung.

Unser Bewegungsapparat ist für Aktivität geschaffen! Einseitige Belastungen verspannen verschiedene Bereiche Ihres Körpers immer wieder. Im Zeitalter der Technik und Automatisierung, in dem stundenlanges Sitzen am Computer sowie inaktive Freizeitverhaltensweisen wie Fernsehen und »Xbox-Spielen« an der Tagesordnung sind, können Rückenprobleme nur vermieden werden, wenn wir lernen, unsere Haltung wahrzunehmen, sie immer wieder zu wechseln und nicht in einer Position erstarren lassen. Das Skelett mitsamt seinen Muskeln muss gepflegt, also an- und entspannt werden. Das Bewegungsrepertoire hat stark abgenommen und muss wieder aus der verstaubten Ecke hervorgeholt werden.

Aktivität für die Gesundheit

Nützen Sie die wirkungsvollen Dehn-, Kräftigungs-, Lockerungs-, Mobilisations- und Koordinationsübungen für sich und Ihre Vitalität. Stress am Arbeitsplatz oder privat begegnet man am besten durch Atem-Entspannungsübungen. Ein tiefer, langsamer Atem ist die Voraussetzung für Entspannung und hilft, verkürzte Muskeln zu dehnen und zu lösen. Außerdem sorgt er für genügend Sauerstoff in jeder Zelle und hält die einzelnen Strukturen lebendig und gut durchblutet. Ein gesunder Rücken benötigt Dynamik und auch ausreichend Entspannung, kräftige Muskeln und elastische Muskelfasern sowie Faszien, damit der Schmerz ihm nicht »in den Rücken fällt«. Den positiven Effekt Ihres Trainings werden Sie sehr schnell vom Hals bis in die Füße spüren.

Statt einer bewegten Freizeit sieht der Alltag häufig so aus.

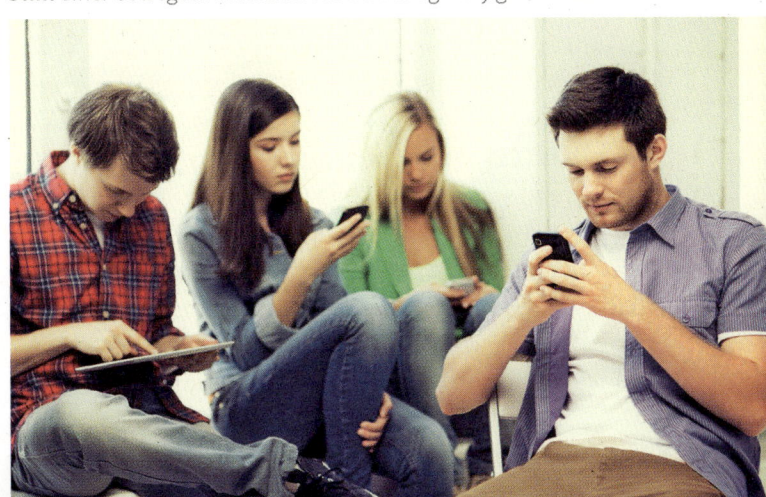

Die neue Rückenschule

Entgegengesetzt der alten Meinung, den Rücken bei Schmerzen zu schonen, ist heute die Regel: nicht schonen, sondern fortlaufend sanft weiterbewegen. In der sogenannten »neuen Rückenschule« steht übrigens das vielfältige, dynamische Bewegungsverhalten im Vordergrund. In der »Konföderation der deutschen Rückenschulen« heißt es: »Der gelegentliche Rückenschmerz wird nicht dramatisiert, sondern als ein wichtiges Warnsignal des Körpers wahrgenommen, auf das jeder hören sollte. Man lernt mit Rückenschmerzen angemessen umzugehen und achtet beim Bewegen … mehr auf den ständigen Wechsel von Be- und Entlastung. Das individuelle Wohlbefinden, verknüpft mit Freude und Spaß an der Bewegung, nimmt dabei einen wichtigen Platz ein – es gilt eben, ›locker und aktiv‹ mit der eigenen Rückengesundheit umzugehen.«

Nachdem man früher lehrte, den Rücken bei Schmerzen erst einmal zu schonen und ruhig zu halten, weiß man heute, dass sich chronische Rückenschmerzen, die häufig aufgrund von Verspannungen entstehen, am besten durch Bewegung lösen und verhindern lassen. Ansonsten können sich Verspannungen immer noch mehr festsetzen. Dieter Breithecker von der Bundesarbeitsgemeinschaft für Haltungs- und Bewegungsförderung in Wiesbaden bezeichnet und erklärt das Phänomen als »klassisches Erbe unserer Evolutionsgeschichte«.

Die Verspannung entstehe aus einer Anspannung heraus, die auf dem urzeitlichen Reflex »Zuschlagen oder Wegrennen« (fight oder flight) beruhe. »Wenn keine Bewegung folgt, bleibt die Anspannung erhalten, der Muskel wird nicht mehr durchblutet und kann nicht mehr entspannen«.
Die neue Rückenschule setzt auf vielfältige Bewegung sowie variantenreiches Training.

Auf Bewegung programmiert

Der Rücken, das menschliche Skelett und auch die Extremitäten sind nicht zum Stubenhocken, sondern für die Bewegung geschaffen – sie sind sozusagen »auf Bewegung programmiert«. Je weiter entwickelt die Zivilisation ist, um so gefährdeter ist unsere Wirbelsäule, weil der Mensch Dinge erfunden hat, mit denen er schneller vorwärtskommt als mit seinen Beinen – und weil er Geräte bzw. Apparate entwickelt hat, die zwar äußerst nützlich sind, die aber gleichzeitig dafür sorgen, dass seine muskuläre Belastung und Bewegungsmöglichkeiten immer geringer werden. Das Problem ist: Muskeln, Sehnen, Bänder und Gelenke, die nicht gebraucht werden, verkümmern. Nur wenn sie die notwendigen Belastungsreize erhalten, ist ihre Belastungsfähigkeit auch ausreichend. Ansonsten sind Schmerzen und Verschleißerscheinungen vorprogrammiert bzw. die unausweichliche Folge. Die Wirbelsäule und ihre Segmente, mitsamt den Bandscheiben, mögen keinen »Stillstand«.

Muskulatur für einen starken Rücken

Für die Stabilität und Beweglichkeit der Wirbelsäule sind vor allem die tiefen und darüberliegenden oberflächlichen Rückenmuskeln verantwortlich. Die Bauchmuskeln wirken hierbei unterstützend. Gemeinsam geben sie der Wirbelsäule den nötigen Halt und die Flexibilität. Dank unserer bewegungsarmen und häufig haltungsunfreundlichen Berufe (in oft vorgebeugter Haltung) sind diese Muskeln meistens viel zu schwach und eher verkümmert. MRT-Aufnahmen von Rückenkranken zeigen, dass die Muskeln im Extremfall fast vollständig abgebaut und durch Fett- und Bindegewebe ersetzt werden! Neben den Rücken- und Bauchmuskeln halten auch die Gesäß- und die hinteren Oberschenkelmuskeln das Becken im Idealfall in seiner günstigen Position. Kräftige Beckenbodenmuskeln stabilisieren es. Die Beckenposition ist ausschlaggebend für eine gute Haltung und eine aufgerichtete Wirbelsäule. Das Kreuzbein-Darmbeingelenk (ISG) verbindet dabei die untere Wirbelsäule mit dem Becken. Der Grund für viele Rückenschmerzen sind zu schwache, verkürzte und dadurch unelastisch gewordene Muskeln und verhärtete Faszien. Dies betrifft z. B. sehr häufig die Muskeln im Lenden- oder auch Nackenbereich. Andere Muskeln sind überdehnt, z. B. die Muskeln im oberen Rückenbereich. Wenn die tiefen stabilisierenden Rückenmuskeln zu schwach sind, übernehmen oberflächliche Muskeln wie z. B. der Trapezmuskel oder der breite Rückenmuskel *(Latissimus dorsi)* deren Aufgabe. Für diese Halte- und Ausdauerleistung sind sie aber nicht geschaffen und verspannen schnell – und verursachen so Schmerzen im Nacken und im unteren Rücken. Es ist nachgewiesen, dass Rückenschmerzen umso geringer sind, je kräftiger die Tiefenmuskulatur ist.

Die tiefen Rückenmuskeln

Sie verhindern das »Nach-vorn-Kippen« des Oberkörpers beim Beugen des Rumpfs, sind für die Stabilität des Körpers wichtig und verleihen uns Beweglichkeit. Sie sind auch für die Drehungen und Seitneigungen der Wirbelsäule zuständig. Ihr Training ist gegen Rückenschmer- zen bzw. für einen gesunden Rücken besonders wichtig. Die Tiefenmusku- latur des Rückens *(M. erector spinae)*, die gelenknah (!) direkt um die Wirbelsäule herum angesiedelt ist, nimmt eine besondere Stellung ein. Sie besteht aus zahlreichen kleinen, mittellangen und größeren Muskeln, die von Wirbelkörper zu Wirbelkörper ziehen (die tiefstgelege- nen Muskeln) und Dorn- und Querfortsätze verbinden.

Die längsten Muskelzüge *(M. longissimus)* ziehen rechts und links der Wirbelsäule neben den Dornfortsätzen vom Kreuzbein (Becken) bis zum Hinterhaupt. Die Tiefenmuskulatur muss unbedingt trainiert werden, weil sie Halt und Stabilität gibt und davor schützt, dass die oberflächlich gelegenen Mobilisationsmuskeln Haltearbeit übernehmen müssen. Nur mit einem gutem Muskelkorsett der tiefen Muskeln kann die Wirbelsäule ihre Aufgaben optimal erfüllen. Sie halten u. a. auch die Bandscheiben an ihrem Platz und sorgen dafür, dass die kleinen einzelnen Wirbelkörper gut zusammenarbeiten, etwa so wie ein gut funktionierendes Zahnrad. Das Besondere an ihnen ist, dass sie sich vor der Bewegung anspannen und die Wirbelsegmente stabilisieren. Je besser sie trainiert sind, um so genauer funktioniert dieser Ablauf, wodurch auch alle Gelenke geschützt werden.

Die Tiefenmuskeln haben nur eine kleine Tücke: Während die oberflächlichen Muskeln durch Krafttraining relativ leicht trainiert werden können, können Tiefenmuskeln nicht willentlich angespannt werden. Sie reagieren nur reflektorisch, vor allem durch kleine Seit-, Hack-, Schüttel-, Vibrations- und Drehbewegungen. Außerdem reagieren sie auf den sogenannten »Wackeleffekt«, den man besonders durch eine instabile Unterlage (z. B. Ballkissen, zusammengelegte Decke, Balance-Pad etc.) erhält. Deshalb lassen sich diese Muskeln nicht mit normalen Kraftgeräten aktivieren. Mittlerweile gibt es Geräte, die diesen Effekt hervorrufen, z. B. den »Flexi-Bar«.

Wenn der Stab durch kleine Bewegungen in Schwung gebracht wird, reagiert der Körper mit Anspannung der Tiefenmuskeln. Es gibt aber auch Übungen, bei denen man kein Handgerät benötigt.

Die oberflächlichen Rückenmuskeln

Über den ganz tiefen Rückenmuskeln liegt eine weitere Schicht, die oberflächlichen Rückenmuskeln. Zu ihnen gehören auch Muskeln, die Rücken und Arme miteinander verbinden. Deshalb dienen manche Armübungen auch dem Rücken. Zu den oberflächlichen Muskeln gehören der Trapezmuskel, der breite Rückenmuskel (oberflächliche Schicht), die Rautenmuskeln, die Schulterblattheber (mittlere Schicht) und die Sägemuskeln (tiefe Schicht).

Der breite Rückenmuskel und der Trapezmuskel verbinden Rücken und Arme miteinander. Der breite Rückenmuskel unterstützt das Heranziehen des Oberarms und das Zurückziehen der Schulter, der Trapezmuskel Bewegungen der Schulterblätter. Die großen und kleinen Rautenmuskeln verlaufen zwischen Wirbelsäule und Schulterblättern. Sie stabilisieren diesen Bereich, fixieren die Schulterblätter am Rumpf und können die Schulterblätter nach oben und zur Mitte hin bewegen.

Die oberflächlichen Rückenmuskeln sind eher für grobe Bewegungen in der Wirbelsäule zuständig und dafür, die Arme bzw. Schulterblätter zu bewegen. Wenn sie längere Haltearbeit verrichten müssen, ermüden sie schnell.

Die Bauchmuskulatur

Die Bauchmuskeln sind ein wichtiger Gegenspieler der tiefen Rückenmuskeln. Beide zusammen sorgen für eine gute Haltung sowie Entlastung der Bandscheiben, Sehnen, Bänder und Gelenke. Bei den Bauchmuskeln unterscheidet man die geraden, die schrägen und die queren Bauchmuskeln. Sie liegen in drei Schichten übereinander. Die tiefste Schicht verläuft quer. Sie können den Rumpf beugen, drehen und zur Seite neigen. Sie werden z. B. auch dann gut trainiert, wenn der Rumpf aus der horizontalen Lage angehoben wird (am besten mit aufgestellten Beinen). Die Bauchmuskeln haben außerdem eine äußerst wichtige Bedeutung für die Haltung. Sie verhindern ein zu ausgeprägtes Hohlkreuz und stabilisieren die Lendenwirbelsäule. Dieser muskuläre Panzer wirkt sich auf die Lendenwirbelsäule stabilisierend und entlastend aus. Die Bauchmuskeln sind über die Lendenrückenbinde *(Fascia thoracolumbalis)* an

KONTROLLIERTES HEBEN

INFO

Bei gleichzeitiger »Bauchpresse« und Anspannung der Rückenmuskeln kann man auch beim Heben schwerer Lasten eine Rumpfstabilisation und Entlastung der Lendenwirbelsäule erreichen. Dadurch kann sich der Druck auf die Bandscheiben um bis zu 50 Prozent verringern.

der Wirbelsäule verankert und dadurch an allen Wirbelsäulenbewegungen beteiligt. Diese Faszie bedeckt auch die tiefen Rückenmuskeln. Der tiefe Bauchmuskel, der dieser Faszie entspringt, zieht von dort aus wie ein breiter Gürtel nach vorn zur Körpermitte. Wenn sich der tiefe Bauchmuskel, das Zwerchfell und die Beckenbodenmuskeln zusammenziehen, kommt es zur sogenannten »Bauchpresse«.

Der Beckenboden – ein oft vergessener Muskel

Der Beckenboden schließt das Becken nach unten hin ab. Er bildet eine muskuläre Einheit mit den tiefen Bauchmuskeln. Diese Muskelgruppen stabilisieren gemeinsam mit den tiefen Rückenmuskeln den Rumpf und die Wirbelsäule.

Die Oberschenkelmuskeln

Sie können von allen Seiten gekräftigt werden: von vorn und hinten, von innen und außen. Wichtig für die Beinvorderseite ist der vierköpfige Oberschenkelmuskel (M. quadrizeps femoris). Er beugt das Hüftgelenk und streckt das Kniegelenk. Er ist der größte und stärkste Muskel des menschlichen Körpers und übernimmt neben dynamischen auch statische Aufgaben. Er verhindert das Einknicken der Beine beim Stehen. Dies ist wiederum eine wichtige Grundlage für die Stabilität der Wirbelsäule. Sein Gegenspieler auf der Rückseite des Beines (M. biceps femoris) ist übrigens dreimal schwächer. Dieser beugt den Unterschenkel und streckt das Hüftgelenk. Er wird beispielsweise beim Radfahren kräftig gebraucht. Die Konturen der Beininnen- und außenseiten werden durch die Adduktoren und Abduktoren bestimmt. Durch Abspreizen oder Heranführen eines abgespreizten Beines werden sie gekräftigt und das Bindegewebe gefestigt.

Die Gesäßmuskulatur

Wir sitzen im Alltag gewöhnlich zu viel. Deshalb ist der große Gesäßmuskel völlig unterfordert. Das Gewebe hier wird oft platt gedrückt und gedehnt. Es ist meistens schlecht durchblutet. Die Hauptfunktion der Gesäßmuskulatur besteht in der Streckung des Hüftgelenks. Beim Aufstehen vom Stuhl oder beim Treppensteigen werden diese Muskeln gefordert und gekräftigt. Sie stabilisieren aber auch das Becken und halten es, zusammen mit den Bauchmuskeln, in einer guten, aufrechten Stellung. Die Gesäßmuskeln entspringen am Beckengürtel und setzen am Oberschenkelknochen an. Um das muskuläre Gleichgewicht des Beckens und der Wirbelsäule zu erhalten, sind auch die Oberschenkel- und Gesäßmuskeln wichtig.

Muskuläre Verkürzungen

Aus Bewegungsmangel, monotonen Bewegungen, einseitigen sportlichen Belastungen und Fehlhaltungen resultieren meistens muskuläre Verkürzungen. Es gibt Muskeln, die aufgrund des westlichen Lebensstils

mehr zur Verkürzung oder Abschwächung neigen, dies
sind z. B. die Muskeln im Lendenwirbelbereich (viele
Menschen haben ein verstärktes Hohlkreuz) und im
Halsbereich, die Hüftbeuger im Beckenbereich sowie die
vordere und hintere Oberschenkelmuskulatur.
Verkürzte Muskeln, überdehnte Bänder oder verkürzte
Sehnen sind mit Abstand der häufigste Auslöser für
Rückenschmerzen. Ihr Spannungszustand ist erhöht;
die Muskeln und die Faszien fühlen sich hart an. In solch
einem Muskel und dem umgebenden Gewebe ist die
Durchblutung stark reduziert, und es fließt zu wenig
Sauerstoff zu den Zellen, der so nötig gebraucht wird.
Abfallstoffe werden nur ungenügend abtransportiert.
Ein verkürzter Muskel hat seine ursprüngliche Elastizität
verloren und wird dadurch verletzungsanfälliger, z. B. für
Muskelrisse und Zerrungen. Das dazugehörige Gelenk
wird unbeweglicher und muss wesentlich höhere Belastungen aushalten und auffangen. Auch die Sehnen, die
Muskel und Gelenk verbinden, sind anfälliger für Über-
lastungserscheinungen.
Viele Rückenbeschwerden rühren von der Verkürzung
des Hüftbeugemuskels her. Das Besondere an diesem
Muskel ist, dass er an allen Wirbeln der Lendenwirbelsäule befestigt ist – und an der Innenseite des Ober-
schenkelknochens. Zu viel Sitzen führt dazu, dass
dieser Muskel fast immer verkürzt. So verstärkt er das
Hohlkreuz, wodurch Wirbelgelenke und Bandscheiben
belastet werden.

Dehnung – ein wichtiger Faktor

Muskeln, die verkürzt sind, sollten wieder auf ihre Ursprungslänge gedehnt werden, damit sie nicht immer noch unelastischer werden und es vorzeitig zu Gelenkverschleiß und Verletzungen kommt. Ein gut gedehnter Muskel ist belastbarer, geschmeidiger und regeneriert sich schneller.

Für einen gesunden Rücken ist vor allem die Dehnung der hinteren Oberschenkelmuskulatur – und der unteren Rückenmuskeln – wichtig, auch der Hüftbeuger und der Brustmuskulatur. Die Brustmuskeln sind meistens verkürzt, während die obere Rückenmuskulatur um die Brustwirbelsäule eher gedehnt, verlängert und ausgedünnt ist. Trotzdem verhärten sich auch diese Muskelstränge und bilden Myogelosen, das sind tastbare und meist schmerzhafte Muskelknötchen.

Körperwahrnehmung

Viele haben es verlernt: das Erleben und Erfühlen des eigenen Körpers. Man hat sich daran gewöhnt, dass die Lendenwirbelsäule etwas hohler ist als nötig (Hohlkreuz) oder dass die Schultern unnötigerweise dauernd hochgezogen und etwas vorverlagert sind. Man lebt mit einer Alltagsfehlhaltung. Um einem fortwährenden Verlauf von Rückenschmerzen entgegenzuwirken, ist es wichtig, dass man lernt, den Körper, die Haltung, Anspannungs- und Entspannungszustände wahrzunehmen. Wie fühlt es sich an, wenn man sich aufrecht und rückenfreundlich hält? Diese Wahrnehmung muss erst wieder in unser Gehirn hineinprogrammiert werden. Wir müssen sie zuerst wieder erfühlen lernen und dann immer wieder einüben.

Entspannung im Alltag

Wie oben erwähnt, liegt die Ursache von Rückenschmerzen meist in verspannten Rückenmuskeln und -faszien sowie verkürzten, unelastisch gewordenen Sehnen. Aber häufig ist auch die Psyche daran schuld. Stress und psychische Probleme oder Ängste verschaffen sich oft in Muskelanspannungen Ausdruck. Deshalb sind Entspannungsübungen und das Erlernen der Entspannung für die Behandlung und Vorbeugung vor allem von chronischen Rückenschmerzen unerlässlich. Wer lernt, den Körper wieder wahrzunehmen und Fehlhaltungen immer wieder zu korrigieren, vermeidet das Festsetzen von Verspannungen. Dazu gehört, angespannte Muskeln zu lösen und sich wieder entspannen zu lernen.

Das »Kreuz« mit dem aufrechten Gang

Wissenschaftler sind sich einig: Die zahlreichen Rückenprobleme hat der Mensch seinem aufrechten Gang, der vornehmlich sitzenden Arbeitsweise und der Bewegungsarmut zu verdanken. Die Wirbelsäule, eigentlich ein architektonisches Wunderwerk, hat durch die Aufrichtung zwei Stützpfeiler verloren. Beim aufrecht gehenden Menschen ist das gesamte Körpergewicht

– im Gegensatz zum Vierfüßler – nur auf die untere Wirbelsäule, das Becken und die Beine verlagert.

Das Becken überträgt die Last des Oberkörpers auf die Beine und Füße, deren Auflagefläche ziemlich klein ist. Die Wirbelsäule ist im Allgemeinen überbeansprucht mit ihrer Aufgabe, den Körper ein Leben lang zu stützen und ihn gegen die einwirkenden Energien im Gleichgewicht zu halten. Sie muss die Kräfte von Kopf, Armen und Schultern auffangen, jederzeit für die verschiedensten Bewegungen bereit sein und das Rückenmark sowie die austretenden Nerven schützen. Außerdem muss sie Stöße und Erschütterungen ausgleichen. Die flexiblen und faserknorpeligen Bandscheiben zwischen den einzelnen Wirbeln üben eine Puffer- und Schutzfunktion aus, die den knöchernen Strukturen und auch den Nerven im Wirbelkanal zugutekommt.

TIPP

- ♥ *Bleiben Sie in Bewegung! Stehen Sie öfter mal auf, bewegen und rekeln Sie sich!*
- ♥ *Wechseln Sie häufig Ihre Haltung, und vermeiden Sie Schonhaltungen!*
- ♥ *Nehmen Sie Ihre Haltung bewusst wahr!*
- ♥ *Machen Sie regelmäßige Dehn- und Kräftigungsübungen!*
- ♥ *Vergessen Sie nicht, sich regelmäßig seelisch wie körperlich zu entspannen!*

Aktiv gegen das »Einrosten«

Die wichtigste Regel in der neuen Rückenschule und für einen rückenfreundlichen Alltag: in Bewegung bleiben – aktiv und dynamisch. Strukturen, die nicht in Anspruch genommen werden, degenerieren und »rosten ein«. Deshalb sind vielfältige Bewegungen in alle möglichen Richtungen und auch manchmal bis zur Bewegungsgrenze sinnvoll und wichtig. Falls Schmerzen entstehen, geht man bis zur Schmerzgrenze, nicht weiter. Abwechslung in den Bewegungen ist das Beste, was Sie Ihrem Körper inklusive seiner Gelenke, Muskeln und Faszien antun können. Je mehr die Gelenke, auch die kleinen Wirbelgelenke, in ihrem Bewegungsumfang gebraucht und mobilisiert werden, um so besser werden sie »geschmiert« und um so geschmeidiger bleiben Muskeln und Faszien.

Ziele für die Arbeit am Rücken

Die Rückenschule will Ihnen helfen, wieder gesund zu werden bzw. gesund zu bleiben und ohne »Stress mit dem Rücken« Ihren Alltag zu bewältigen. Genauer möchte das Konzept folgende Punkte erreichen:

- Verbesserung der Rückengesundheit
- Verhinderung einer Chronifizierung
- Sensibilisierung für rückenfreundliche Haltungen
- Wahrnehmung rückenunfreundlicher Zwangs- und Schonhaltungen
- Vermeidung von starrer, unbeweglicher Körperhaltung
- Dynamisches Sitzen und Stehen

- Die Wirbelsäule mit ihren Segmenten und Gelenken mobil und beweglich zu halten
- Überforderte, verkürzte, verspannte Rücken- und Haltemuskeln zu dehnen und Verspannungen zu lösen
- Das Fasziengewebe wieder geschmeidig und elastisch zu trainieren
- Schlaffe, schwache (Halte-)Muskeln aufzubauen und zu stärken
- Stress und Hektik so gut wie möglich zu vermeiden
- Entspannung zu erlernen
- Den Atem nicht zu blockieren, sondern frei fließen zu lassen

Nehmen Sie die Treppe, wenn Sie die Wahl haben.

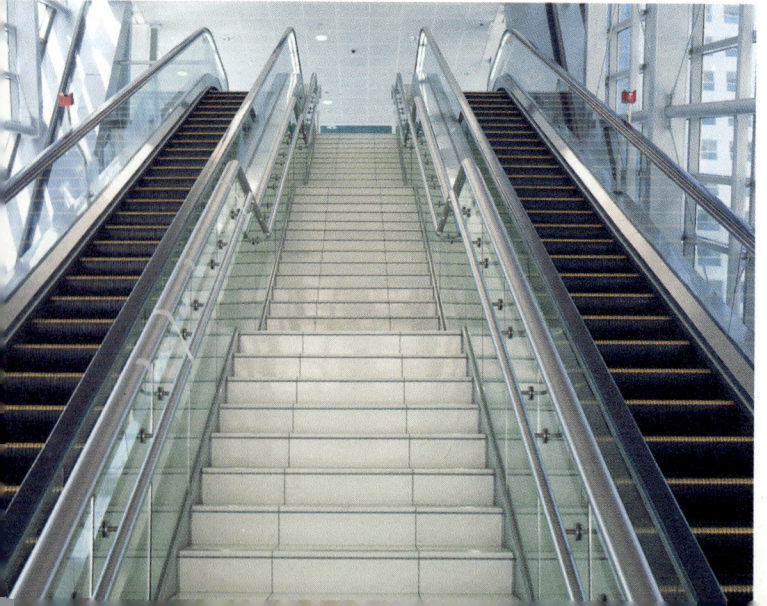

Die Haltungsschule

Mit »Haltung« meint man den Gleichgewichtszustand zwischen der Erdanziehungskraft, die nach unten zieht, und der eigenen Muskelkraft, die den Körper aufrecht hält. Der Kraftaufwand für eine aufrechte und ausbalancierte Haltung ist groß. Bei lange eingenommenen Fehl-, Zwangs- und Schonhaltungen kommt es sehr schnell zu Verspannungen, Ermüdung, vorzeitigen Abnutzungserscheinungen und Schmerzen. Bei der idealen Haltung sind die Körperblöcke im Stehen harmonisch übereinander aufgebaut: Der Schultergürtel und der Kopf befinden sich senkrecht über dem Becken. Die Wirbelsäule ist ausgeglichen und weist eine leichte Doppel-S-Form auf. In dieser Haltung ist die Körperstruktur gestützt und stabil, und Abnutzungserscheinungen werden minimiert.

Eine rückenfreundliche Haltung

Einseitige Haltungen, Schon- und Fehlhaltungen oder vornübergebeugte Arbeitstätigkeit belasten die Wirbelsegmente und führen mit der Zeit zu Verschleißprozessen. In der neuen Rückenschule sind alle Haltungen erlaubt, jedoch sollte keine stundenlang eingenommen werden, sondern Haltungen müssen sich abwechseln, und zwischendurch ist immer wieder Bewegung wichtig. Jedoch gibt es eine rückenschonende Haltung, bei der der Energieverbrauch besonders gering ist, bei der die Wirbelsäulensegmente mitsamt den Bandscheiben und

Wirbelgelenken einer geringeren Belastung ausgesetzt sind und Muskeln sowie Faszien weniger verspannen. Diese Haltung sollte man zumindest kennen, einüben und im Gehirn verankern. Denn häufig hat der moderne bewegungsarme Mensch das Gefühl dafür ganz verlernt. In dieser günstigen Position sind die Wirbel wie Bausteine übereinandergestapelt.

Um das Gleichgewicht dieses »Turms« aufrechtzuerhalten, sind sie nicht gerade aufeinandergesetzt, sondern in einer Doppel-S-Kurve. Jeder Wirbel ruht auf dem darunterliegenden in einem bestimmten Winkel. Wenn ein Klötzchen oder ein Wirbel anhaltend verschoben

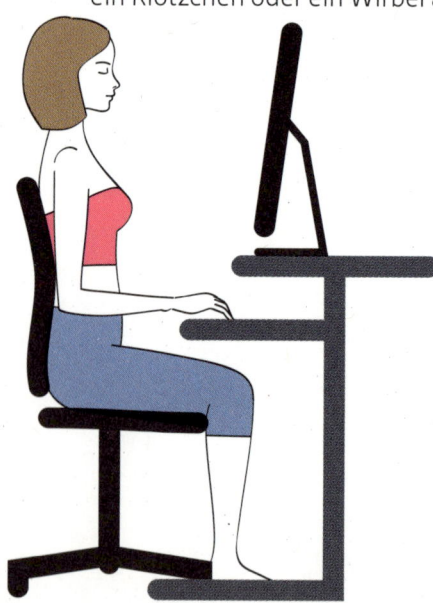

ist (durch eine Fehlhaltung), verlagert sich das Gleichgewicht nachteilig. Manche Muskeln müssen mehr Arbeit leisten, um die Verschiebung zu kompensieren und wieder das Gleichgewicht zu finden. Sie verkürzen und verspannen. Andere müssen dem Zug nachgeben, überdehnen und schwächen ab. Eine immer wieder eingenommene aufrechte, stabile Haltung – mit gut gekräftigten Rückenmuskeln und nicht überdehnten, sondern straffen Bändern sowie gut beweglichen Wirbelkörpern – ist der beste Garant für einen Rücken ohne frühzeitige Abnutzungserscheinungen und Schmerzen. Auch die Bandscheiben werden nicht einseitig belastet, sodass sie auch nicht auf die Nerven drücken. Dazu ist immer wieder der Wechsel von An- und Entspannung und Bewegungen in alle Richtungen das Wichtigste für unseren Körper und die Wirbelsäule. Dies gilt für Haltungen im Stehen genauso wie im Sitzen, z. B. im Büro, oder bei Bewegung.

Das Einmaleins der aufrechten Haltung

Entscheidend ist, dass Sie andauernde Fehlhaltungen erkennen und Sie sie in anatomisch richtige, gesunde umprogrammieren, sodass Muskeln, Sehnen, Bänder, Bandscheiben und Faszien nicht dauernd gestaucht, verspannt und ungünstig abgenutzt werden. Dann können auch Sauerstoff, Blut und Nerveninformationen wieder ungehindert fließen.

Körperwahrnehmung im Stehen

Sie stehen aufrecht und mit leicht gebeugten Knien und hüftbreit geöffneten Füßen fest auf dem Boden:

- Die Füße stehen hüftbreit auseinander und die Zehen zeigen nach vorn. Die Füße sind gleichmäßig belastet.
- Die Knie sind nicht überstreckt, sondern leicht gebeugt und zeigen über die Zehenspitzen.

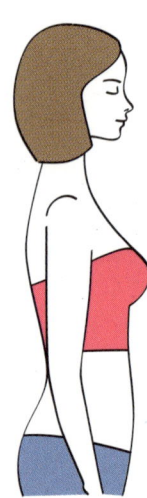

- Das Becken ist etwas aufgerichtet; die Bauch- und Gesäßmuskeln sind leicht angespannt, um ein zu starkes Hohlkreuz zu vermeiden.
- Beobachten Sie: Steht Ihr Becken vor den Fußknöcheln oder direkt darüber?
- Der Brustkorb ist aufgerichtet; stellen Sie sich vor, dass Sie eine Medaille auf dem Brustbein tragen würden oder dass Sie mit dem Brustbein nach vorn schauen.
- Die Arme hängen frei und schwer seitlich nach unten.
- Die Schultern hängen locker nach unten, wobei sich die Schultergelenke über den Kniegelenken befinden. Sie fühlen sich breit und weit an.
- Der Kopf befindet sich frei schwebend über der Wirbelsäule und wird wie ein Tennisball auf einem Wasserstrahl ausbalanciert. Er befindet sich in der axialen Verlängerung auf der Halswirbelsäule. Stellen Sie sich vor, dass er an seinem höchsten Punkt an einem goldenen Faden nach oben gezogen werden würde.
- Der Nacken ist lang und offen.
- Von der Seite gesehen befinden sich Ohrläppchen, Schulter-, Hüft-, Knie- und Fußgelenke auf einer Linie.
- Stellen Sie sich vor, Sie wollten gleichzeitig den Boden nach unten und die Decke nach oben wegdrücken.

Körperwahrnehmung im Sitzen

Achten Sie beim aufrechten Sitzen darauf, dass Sie auf den Sitzbeinknochen sitzen; nicht davor und nicht dahinter. Dann bauen sich die Körperblöcke nach oben hin ideal auf. Muskeln, Bandscheiben und Bänder werden nur so viel wie nötig belastet.

- Die Knie stehen hüftbreit oder etwas mehr auseinander und bilden einen v-förmigen Bewegungssektor.
- Die Füße stehen unterhalb der Knie fest auf dem Boden.
- Das Becken ist leicht nach vorn gekippt.
- Ober- und Unterschenkel bilden (mindestens) einen rechten Winkel.
- Bei Computerarbeiten sollte auch zwischen Ober- und Unterarmen ein rechter Winkel bestehen.
- Die Schultergelenke befinden sich über den Hüftgelenken und ruhen in der Mittelstellung.
- Der Brustkorb ist aufgerichtet.
- Der Kopf wird von der Halswirbelsäule gestützt und frei schwebend ausbalanciert; in der hinteren Sitzhaltung und mit Kopfstütze kann er auch angelehnt werden.
- Für alle Sitz- und Computerarbeiter: Achten Sie besonders auf eine aufrechte Kopfhaltung. Sehr belastend für die Halswirbelsäule und Nackenmuskeln ist die sogenannte »Schildkrötenhaltung«, bei der Kopf und Hals vorgestreckt sind und der Blick starr auf den Monitor oder eine andere Arbeit gerichtet ist.

TIPP

Sitzen Sie dynamisch!
Wechseln Sie zwischen verschiedenen Sitzhaltungen.
Dies sorgt für eine bessere Durchblutung und beugt Fehl-
belastungen und Verspannungen der Muskulatur sowie
unnötigem Druck auf die Bandscheiben vor.

Bei einer vorgebeugten Sitzhaltung, die man sehr häufig vorfindet, erschlafft übrigens die Bauchmuskulatur und verformt den Rücken zum Rundrücken. Ab und zu ist auch diese Haltung erlaubt, wer aber lange so sitzt, belastet die Bandscheiben und manche Haltemuskeln sowie Faszien und Bänder besonders stark. Infolge mangelnder Durchblutung kommt es zu Muskelverspannungen und Verhärtungen im Bindegewebe. Die aufrechte Sitzhaltung sorgt für eine gleichmäßige Druckverteilung der Bandscheiben bei geringer Belastung.

Es ist nicht ratsam, über viele Stunden in immer der gleichen Position zu verharren, also auch nicht in einer idealen Sitzhaltung. Es geht darum, immer wieder einmal in diese Haltung zurückzukehren und auch Übungen aus dieser Position heraus zu tätigen. Aber insgesamt kommt es darauf an, sich zu bewegen, Positionen zu wechseln und in keiner Haltung steif und lange zu verharren. Auch sich zurückzulehnen, sich zu rekeln, zu zappeln oder sich zu schütteln, sind gute Bewegungsmöglichkeiten für zwischendurch. Ein Bewegungsmix ist für einen gesunden Rücken entscheidend. Besonders schonend und druckentlastend ist für die Bandscheiben übrigens eine entspannte angelehnte oder zurückgelehnte Sitzhaltung, bei der Knie und Oberkörper etwa einen 135-Grad-Winkel bilden (→ Seite 35).

INFO

STAUCHUNG VERMEIDEN!

Für alle Haltungen und Bewegungen gilt: Immer wieder die Wirbelsäule längen (= verlängern und bewusst langziehen). Im Alltag wird sie meistens gestaucht. Sie kann aufatmen, wenn sie immer wieder langgezogen wird.

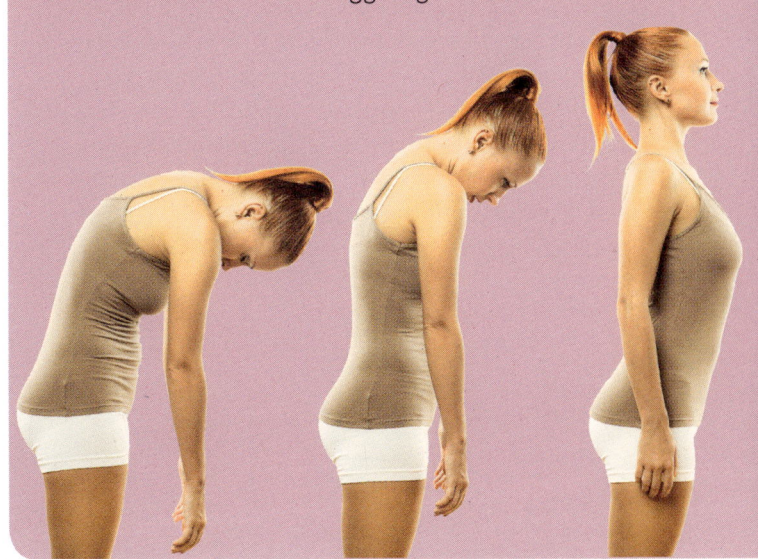

Haltungen, die den Rücken entlasten

Bevor ich Ihnen die besten Übungen für Ihren Rücken zeige, möchte ich Sie mit Entlastungsstellungen vertraut machen. Diese können Sie immer dann einnehmen, wenn Sie Rückenschmerzen haben, aber auch vorbeugend können Sie sie gewinnbringend nützen. Viele der Entlastungsstellungen können sogar im Büro eingenommen werden, und nach längeren Sitzmarathons können Sie die überlasteten Muskeln, Faszien, Wirbelgelenke und Bandscheiben wohltuend befreien.

Stufenlagerung

Dies ist wohl die bekannteste Entlastungsstellung für den Rücken. Legen Sie sich dazu flach auf den Rücken, wobei Sie die Unterschenkel bequem auf einem Stuhl, Sessel, Würfel oder Pezzi-Ball ablegen. Die Oberschenkel lagern zu den Unterschenkeln etwa im rechten Winkel. Wirbelsäule, Rückenmuskeln und Bandscheiben können in dieser Position optimal entspannen. Diese Entspannungslage ist auch bei Ischiasbeschwerden und Hexenschuss geeignet.

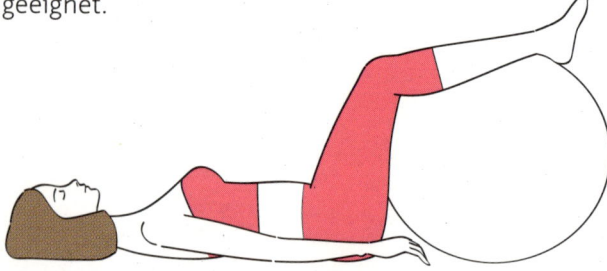

Angelehnte Sitzhaltung auf einem Stuhl

Ideal für Bandscheiben und die Rückenentlastung sind Sitzhaltungen, bei denen der Rücken abgestützt ist, wie es etwa im Lehn- oder Schaukelstuhl, aber auch im Liege- oder hohen Bürostuhl der Fall ist. Das Kreuz kann durch eine kleine Vorwölbung in der Rückenlehne oder einfach durch ein zusammengelegtes Handtuch unterstützt werden. Optimal ist es, wenn der Stuhl 45 Grad nach hinten verstellt werden kann. In dieser Position werden Bandscheiben, Wirbel, Bänder und Muskeln kaum belastet. Die Bandscheiben werden nicht mehr ausgepresst, sondern können sich erholen und so »auftanken«. Um den Rücken tagsüber immer wieder zu entlasten, setzen Sie sich mit dem Gesäß auf dem Stuhl ganz zurück und lehnen den ganzen Rücken – mit dem Kopf – an. Die Arme können auf Armstützen ruhen, oder Sie legen einfach die Hände auf den Bauch.

TIPP

Legen Sie ab und zu die Füße auf einem Tisch oder auf dem Schreibtisch ab. Das sieht zwar nicht gut aus, entlastet aber die Bandscheiben.

Nacken, Schulter und Rücken entspannen

Diese Übung ist großartig, wenn Sie beispielsweise im Büro die ersten Verspannungsanzeichen im Nacken verspüren. Beugen Sie den Oberkörper nach vorn, und legen Sie die Ellenbogen auf den Knien auf. Geben Sie das Gewicht des Schultergürtels an die Beine ab, und lassen Sie den Kopf schwer hängen.

Variante: Drücken Sie in dieser Position alle Wirbelkörper in die Dehnung nach oben, und ziehen Sie das Kinn zum Brustbein. Dadurch wird die gesamte Rücken- und Nacken-muskulatur gedehnt und von Anspannungen gelöst.

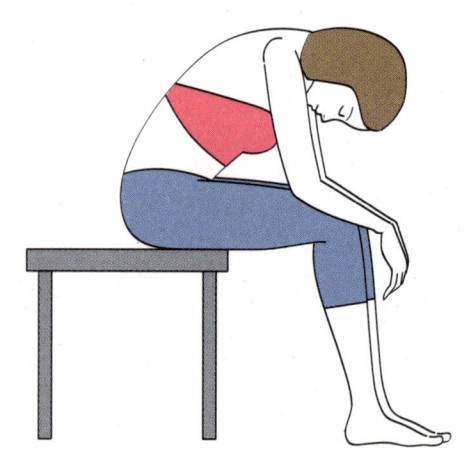

Entlastung der Halswirbelsäule

Die Ausgangslage ist die gleiche wie in der vorangegangenen Übung. Heben Sie die Unterarme an (die Ellenbogen bleiben auf den Knien), und legen Sie die Stirn auf die flachen Finger beider Hände. Legen Sie das Gewicht des Kopfes in die Hände, und spüren Sie die Entspannung im Hals- und Nackenbereich.

Variante: Setzen Sie sich vor einen Schreibtisch, und stützen Sie die Ellenbogen auf der Schreibtischplatte ab; dann die Stirn wieder auf die flachen Finger legen und das Kinn ein wenig in Richtung Brustbein ziehen. Auch eine Möglichkeit: Die Unterarme auf einen Tisch legen und die Stirn darauf abstützen (→ Illustration).

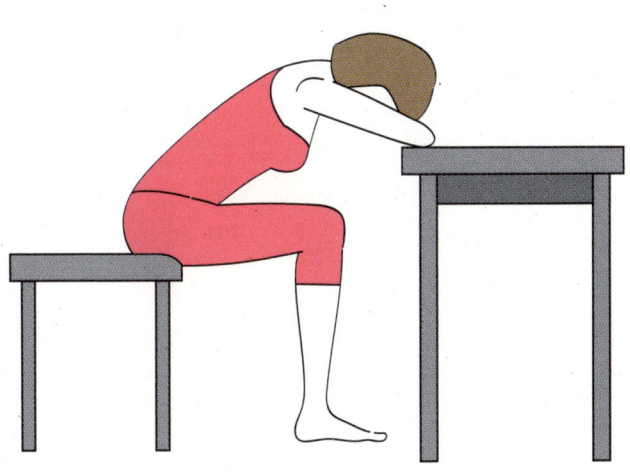

Rückendehnung und Bauchmuskelkräftigung

Stellen Sie sich mit dem Rücken an einen seitlichen Türpfosten innerhalb eines Türrahmens. Stellen Sie die Füße etwa 30 Zentimeter nach vorn, und beugen Sie die Knie etwas. Legen Sie beide Hände etwa in Schulterhöhe oder ein klein wenig tiefer vor sich an den Türrahmen gegenüber. Drücken Sie dann die Lendenwirbelsäule fest rückwärts gegen den Türrahmen und rollen das Steißbein etwas ein. Ziehen Sie gleichzeitig das Kinn in Richtung Brustbein.

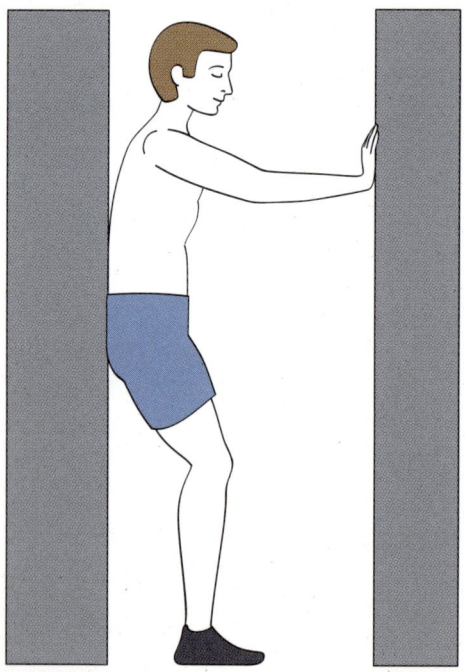

Der Kopf neigt sich dabei etwas nach vorn, und auch die Schultern gehen leicht mit. Die Schultern bitte nicht hochziehen. Halten Sie die Dehnung 30 Sekunden oder länger; dann wieder gelöst aufrecht stehen und nachspüren. Die Lendenwirbelsäule wird bei dieser Übung aktiv angenehm entlastet. Die Bauchmuskeln helfen dabei mit.

Variante: Stellen Sie sich mit dem Rücken wie oben an eine Wand oder einen Pfosten oder in den Türrahmen, und legen Sie die Hände bequem auf die Oberschenkel. Jetzt wieder das Steißbein einrollen, die Lendengegend gegen die Wand drücken und das Kinn ein wenig zum Brustbein ziehen. Den Nacken dabei lang machen.

TIPP

Noch mehr Muskelpower und Entlastung für den Rücken erreichen Sie, wenn Sie bei dieser Übung den Beckenboden und den Bauch anspannen. Die Anspannung können Sie mit einer langen und sehr langsamen Ausatmung noch verstärken. Halten Sie den Atem dabei nicht an, sondern atmen Sie durch die Nase ein und durch den Mund langsam aus.

Rücken und Halswirbelsäule aushängen lassen

Setzen Sie sich auf die Vorderkante eines Stuhls, und rollen Sie die Wirbelsäule langsam ab. Lassen Sie Oberkörper, Arme, Schultern und den Kopf schwer hängen. Wenn es Ihnen ohne Schmerzen möglich ist, lassen Sie die Handrücken entspannt den Boden berühren; die Fingerspitzen zeigen zueinander. Spüren Sie die angenehme Dehnung im gesamten Rücken, vor allem im Kreuzbereich. Lassen Sie auch den Kopf schwer hängen, damit die Halswirbelsäule entstaucht und voll entlastet wird. Lassen Sie den Atem in den gesamten Rücken fließen. Nach 20 bis 30 Sekunden den Oberkörper wieder langsam Wirbel für Wirbel anheben und gelöst nachspüren.

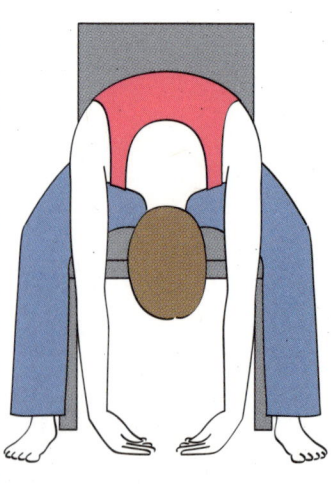

Variante: Legen Sie sich bäuchlings über einen Pezzi-Ball, und lassen Sie wie oben Arme und Kopf schwer vorn nach unten hängen. Die Unterarme können auf dem Boden aufliegen. Die Zehen behalten Bodenkontakt, aber die Knie können leicht vom Boden abgehoben sein. Falls es Ihnen am Anfang schwerfallen sollte, die Unterarme vor dem Ball aufzulegen, legen Sie die Hände auf.

Die »Päckchen-Übung«

Knien Sie sich auf den Boden, und setzen Sie sich auf die Fersen, dann den Oberkörper vorbeugen und über die Oberschenkel legen. Machen Sie sozusagen ein kleines Päckchen, und igeln Sie sich ein. Legen Sie die Arme mit den Handflächen nach oben neben die Unterschenkel; die Schultern dürfen hängen. Den Kopf können Sie entspannt auf der Stirn oder einer Kopfseite ablegen. Wenn Sie wollen, legen Sie ein kleines zusammengelegtes Handtuch unter die Stirn. Genießen Sie die Entspannung und Dehnung in Ihrem Rücken, und lassen Sie den Atem gelöst fließen. Verweilen Sie 30 Sekunden oder mehr in dieser Ruhehaltung!

Variante: Legen Sie sich auf den Rücken, und ziehen Sie beide Knie eng zum Bauch. Packen Sie sozusagen wieder ein Päckchen, und machen Sie sich ganz klein. Spüren Sie die angenehme Dehnung im unteren Rücken, und lassen Sie den Atem fließen. Sie können den Kopf dabei auch auf einem kleinen Kissen ablegen. Bei Knieproblemen die Hände besser unter die Kniekehlen an die Oberschenkel legen.

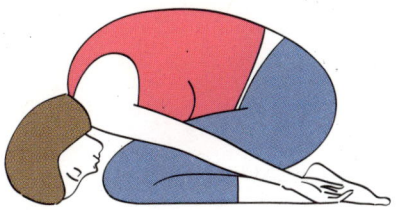

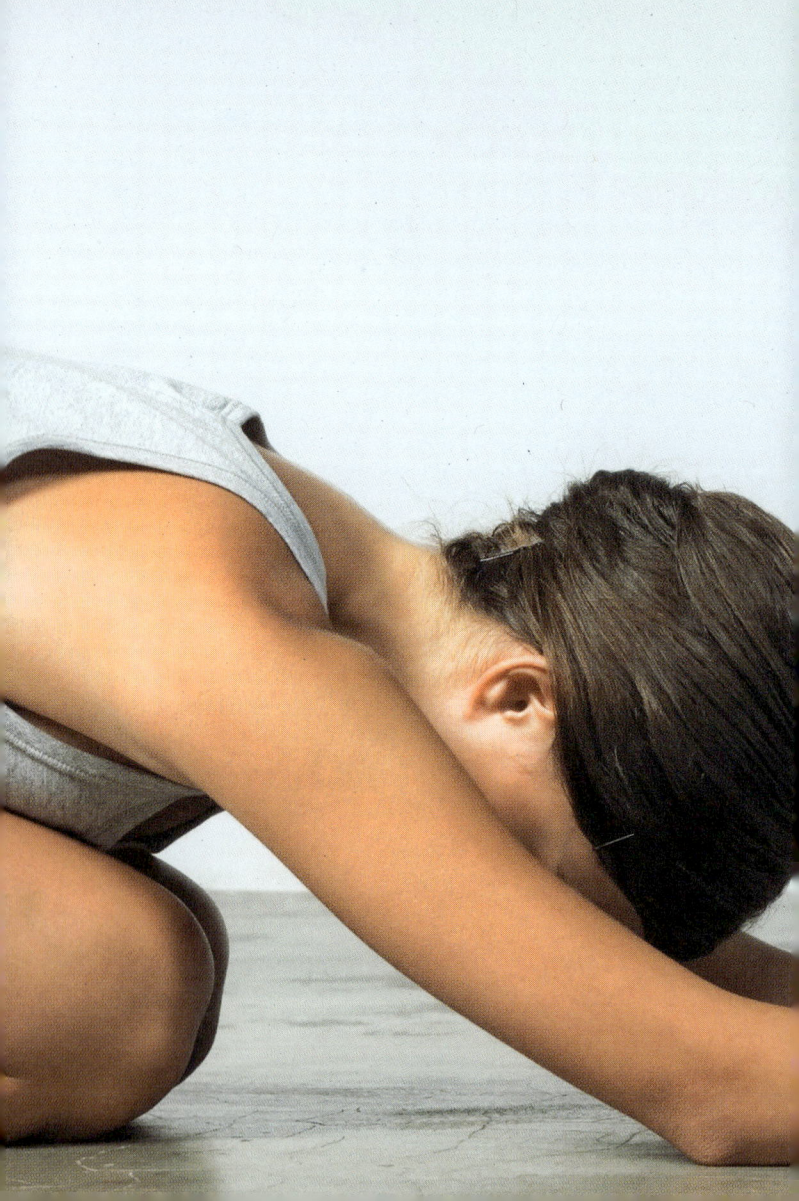

Training für einen gesunden Rücken

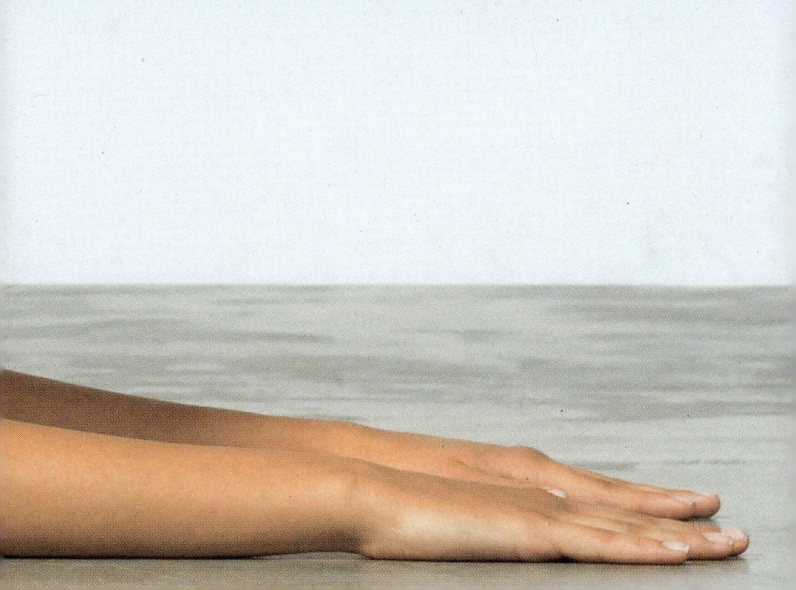

Goldene Regeln für ein optimales Training

Es gibt einige wichtige Grundregeln, die es beim Training für Ihren Rücken zu beachten gilt:

- Es ist vorteilhaft, wenn Sie sich vor einem Übungsprogramm etwas aufwärmen, z. B. auf der Stelle treten, tanzen oder Schwungübungen durchführen.
- Halten Sie den Atem nie an, und pressen Sie nicht, sondern atmen Sie harmonisch fließend.
- Bauen Sie bei Anspannungsübungen zuerst die Grundspannung auf: Bauch- und Gesäßmuskeln anspannen, das Kinn leicht anziehen, der Kopf strebt nach oben, von den Schultern weg.
- Halten Sie die Spannung jeweils 10 bis 15 Sekunden, wenn Sie gut trainiert sind, auch länger; nach jeder Anspannung etwa 5 Sekunden entspannen.
- Jede Kräftigungsübung etwa 4- bis 6-mal wiederholen, wenn sie Ihnen dann leichter fällt, auch öfter.
- Jede Dehnübung 10 bis 30 Sekunden halten, dann kurz entspannen und nachspüren; 3- bis 6-mal wiederholen und danach etwas länger nachspüren.
- Als Anfänger reicht oft ein Durchgang; wenn es Ihnen sehr leichtfällt, können Sie sich natürlich auf 2 bis 6 Durchgänge steigern.
- Wichtig: Nach Kräftigungsübungen immer wieder mal Dehnungsübungen einschieben.

1. Übungsprogramm – Bauchpartie

Die Bauchmuskeln sind Haltemuskeln, und deren Kräftigung ist bei Kreuzbeschwerden sehr wichtig.

Übung 1: Stoffwechselanregung, Kräftigung der geraden Bauchmuskulatur

Legen Sie sich auf den Rücken. Die Arme befinden sich neben dem Körper. Ziehen Sie beide Knie zum Bauch, und fahren Sie Rad, mal schneller, mal langsamer. Dabei gleichmäßig atmen.

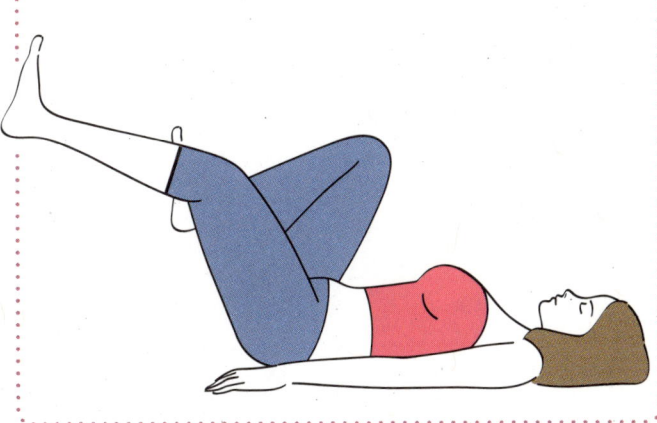

Übung 2: Stoffwechselanregung und Kräftigung der schrägen Bauchmuskulatur

Sie befinden sich in der gleichen Ausgangsstellung wie bei Übung 1, verschränken jedoch beide Hände unter dem Kopf. Dann den Kopf, die Hände und die Schulterblätter leicht anheben, wobei der Blick nach oben zur Decke gerichtet sein sollte. Die Halswirbelsäule also nicht einrollen, sondern in der Verlängerung zur gesamten Wirbelsäule halten. Die Knie zum Bauch ziehen und (in der Luft) Rad fahren. Zuerst geradeaus, abwechselnd auch nach rechts und links, indem Sie die Knie im Wechsel zur rechten und linken Seite bewegen (während der Radfahrbewegung); zum Schluss auch rückwärts. Unbedingt den Atem gelöst fließen lassen und darauf achten, dass die Ellenbogen die ganze Zeit nach außen zeigen. 1 bis 3 Minuten durchhalten, dann kurz entspannen.

Variante: Mit den Beinen in der Luft Rad fahren und dabei den leicht angehobenen Oberkörper abwechselnd nach rechts und links drehen, wobei jeweils ein Schulterblatt angehoben wird (→ Illustration).

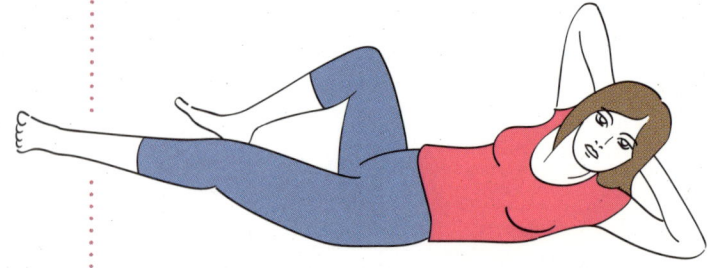

Übung 3: Kräftigung der tiefen Bauchmuskulatur

Legen Sie sich auf den Boden, und stellen Sie beide Beine auf. Dann beide Knie zum Bauch ziehen, sodass sich die Unterschenkel parallel zum Boden befinden; die Füße in den Fußgelenken beugen. Beide Hände über die Knie legen und dadurch einen Widerstand aufbauen. Drücken Sie nun zuerst das rechte Knie gegen die rechte Hand nach oben in Richtung Decke, und halten Sie die Spannung 6 bis 10 Sekunden. Die rechte Beckenhälfte hebt dabei leicht vom Boden ab. Danach die Spannung loslassen und die Übung mit dem linken Knie ausführen. Nach 4 bis 6 Wiederholungen kurz entspannen. Danach mit beiden Knien gleichzeitig üben. Dabei hebt das Gesäß leicht vom Boden ab.

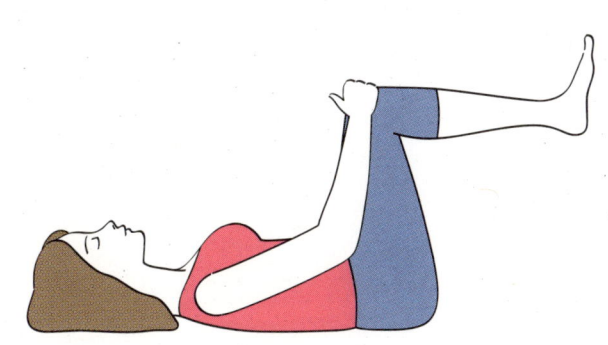

Übung 4: Dehnung der Bauchmuskulatur;
Kräftigung der Gesäßmuskulatur

Bleiben Sie wie bei Übung 3 auf dem Rücken liegen, und
lassen Sie die Beine aufgestellt. Die Arme liegen neben
dem Körper. Dann das Becken hoch anheben und die
Dehnung 10 bis 30 Sekunden halten. Atmen Sie bewusst
zum Bauch hin ein und aus, und lassen Sie die Atemzüge
immer langsamer und tiefer werden.

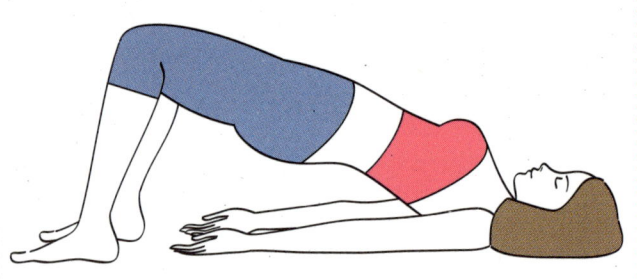

TIPP

*Mehr Kräftigung der Gesäß- und hinteren Oberschenkel-
muskeln erreichen Sie, wenn Sie das Becken in Minibewegungen auf und ab wippen lassen.*

Übung 5: Kräftigung der gesamten Bauch-muskulatur

Gehen Sie in den Unterarmstütz, also auf Knie und Unterarme. Die Ellenbogen befinden sich unter den Schultergelenken und die Knie unter oder leicht hinter den Hüftgelenken. Stellen Sie dann die Zehen auf, und heben Sie die Knie etwa zehn Zentimeter vom Boden ab. Spüren Sie die Spannung in der gesamten Rumpfmuskulatur und vor allem im Bauchbereich. Halten Sie unbedingt den Rücken gerade, und achten Sie darauf, dass sich der Kopf in der Verlängerung der Wirbelsäule befindet. Halten Sie die Anspannung in dieser Position 6 bis 10 Sekunden, dann die Knie senken und kurz entspannen. Den Atem fließen lassen oder während der Anspannung ausatmen.

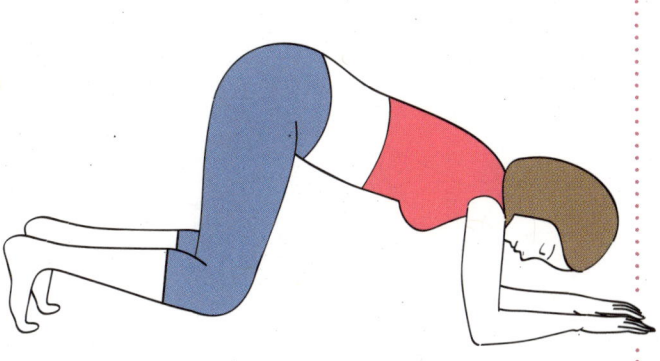

Übung 6: Kräftigung der Bauch- und Oberschenkelmuskulatur

Varianten zu Übung 5, also die gleiche Ausgangsstellung einnehmen (→ Seite 49).

Variante 1: Aus der oben beschriebenen Position heraus (die Knie sind leicht angehoben) im Wechsel den rechten und linken Fuß abheben. Die Rumpf- und Bauchspannung bleibt erhalten (→ Illustration).

Variante 2: Aus der oben beschriebenen Position heraus im Wechsel das rechte und linke Bein mit angezogener Fußspitze nach hinten strecken.

Variante 3: Aus der oben beschriebenen Position heraus im Wechsel das rechte Knie unter dem Bauch in Richtung des linken Ellenbogens und das linke Knie in Richtung des rechten Ellenbogens ziehen.

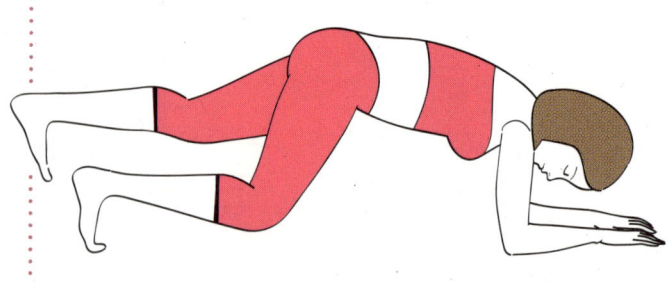

Übung 7: Kräftigung der schrägen Bauchmuskulatur

Begeben Sie sich in die Rückenlage, und stellen Sie beide Beine auf. Dann beide Hände unter dem Kopf verschränken und die linke Ferse auf das rechte Knie legen, sodass das linke Knie nach außen zeigt. Jetzt Kopf und Oberkörper ein wenig anheben, wobei der Kopf von den Händen leicht gestützt wird. Nun den Oberkörper ein wenig nach links drehen und den rechten Ellenbogen in Richtung linkes Knie zeigen lassen. Zuerst die Beckenbodenmuskeln anspannen und dann mit dem linken Ellenbogen einige Male in Richtung rechtes Knie wippen.

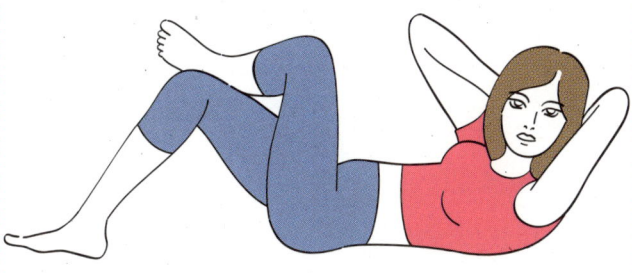

TIPP

Beim Wippen bitte stoßweise, aber ganz sanft ausatmen.

Übung 8: Dehnung der Bauchmuskulatur

Legen Sie sich bequem auf den Rücken, und stellen Sie beide Beine auf. Die Arme rechts und links neben dem Kopf ablegen oder die Hände im Nacken verschränken. Dann die Knie langsam ausatmend zur rechten Seite ablegen und mindestens 30 Sekunden so liegen lassen. Währenddessen den Atem gelöst fließen lassen. Die Bauch- und Rumpfdehnung beachten. Danach die Knie anheben und sie dann ausatmend zur anderen Seite senken.

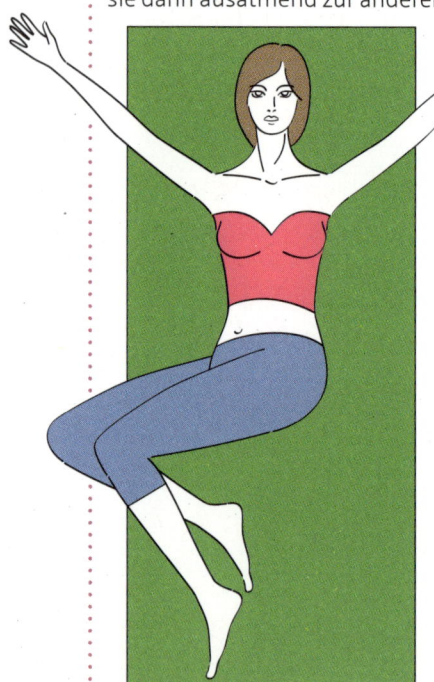

Wieder in der Dehnung mindestens 30 Sekunden liegen lassen und währenddessen ruhig weiteratmen. Danach die Beine wieder aufstellen und in Ruhe der Übung nachspüren.

2. Übungsprogramm – Gesäß- und Oberschenkelpartie

Bei den Oberschenkeln können die Außen- und Innenseiten sowie die Vorder- und Rückseiten gekräftigt werden. Außerdem stabilisieren die Übungen die Hüft- und Kniegelenke.

Übung 1: Kräftigung der Oberschenkelrückseite

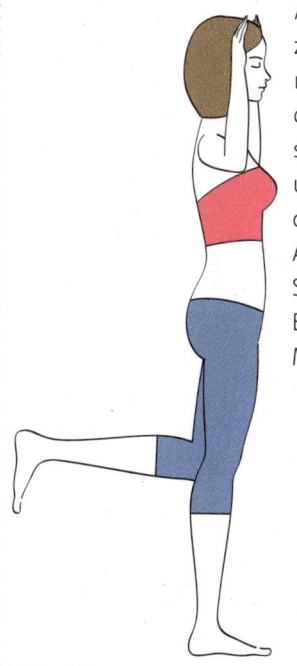

Aus dem freien Stand heraus zügig auf der Stelle marschieren, indem Sie abwechselnd den rechten und linken Unterschenkel hinten anbeugen und versuchen, mit der Ferse das Gesäß zu berühren. Die Arme gleichzeitig dabei zur Seite öffnen und dann vor dem Brustkorb überkreuzen. 1 bis 3 Minuten durchhalten.

Übung 2: Kräftigung der Oberschenkelinnenseite

Stellen Sie sich in den weiten Grätschstand, und beugen Sie die Knie, die Hände dabei auf den Oberschenkeln ablegen. Dann den Oberkörper aus den Hüftgelenken heraus leicht nach vorn beugen. Der Rücken bleibt dabei gerade. Nun strecken Sie das linke Bein, indem Sie das rechte Knie noch weiter über den rechten Fuß beugen. Gleichzeitig heben Sie den linken Arm seitlich hoch. Dann umgekehrt: Das rechte Knie beugen, dabei die rechte Hand auf dem Oberschenkel ablegen und den linken Arm seitlich bis zur Waagerechten hochstrecken. Im schnellen Wechsel üben – am besten auf peppige Musik.

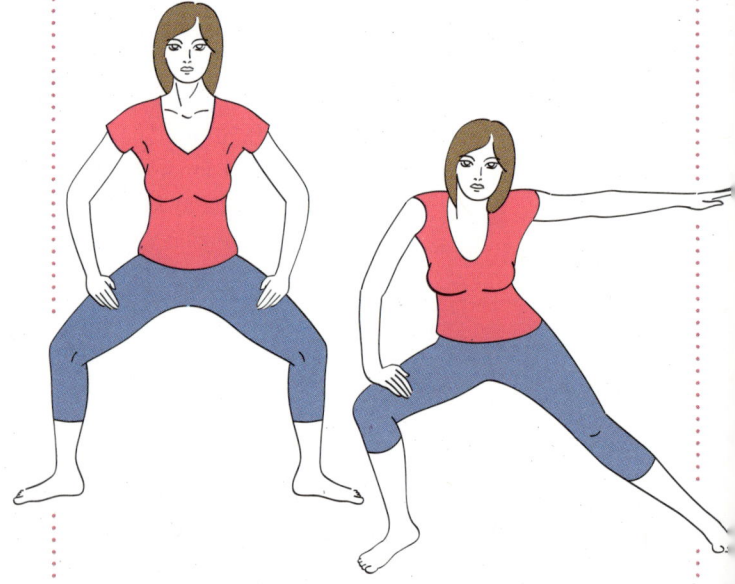

Übung 3: Kräftigung der Oberschenkelvorderseite und der schrägen Bauchmuskulatur

Knien Sie sich auf eine Gymnastikmatte oder auf eine zusammengerollte Decke. Spannen Sie jetzt zuerst Bauch, Po und Beckenboden gut an, und lehnen Sie sich dann mit geradem Oberkörper ein wenig zurück. Kein Hohlkreuz machen! In dieser Position 10 bis 30 Sekunden verharren und dann in dieser Position 10- bis 30-mal »mini«-wippen. Die Arme dabei entweder seitlich hängen lassen oder vor dem Brustkorb halten, sodass die rechte Hand den linken Ellenbogen und die linke Hand den rechten Ellenbogen umfasst.

Variante: Aus der oben beschriebenen Position heraus den Oberkörper nach rechts drehen und die rechte Hand in Richtung linker Ferse ziehen, dann umgekehrt. Im Wechsel üben.

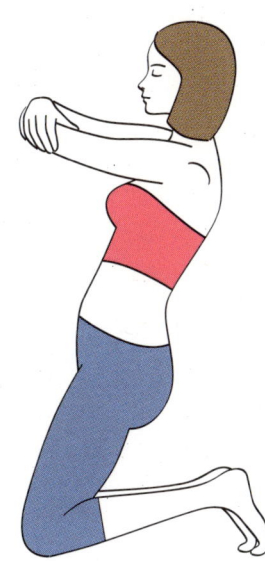

Übung 4: Dehnung der Oberschenkelvorderseite

Begeben Sie sich aus dem Kniestand heraus in den Fersensitz. Öffnen Sie die Knie ein wenig, und setzen Sie sich mit dem Gesäß ganz zurück. Setzen Sie die Hände weit hinter dem Rücken auf den Boden, sodass die Finger nach vorn zeigen. Lassen Sie die Ellenbogen leicht zur Seite fallen. Dann zuerst Beckenboden und Po etwas anspannen und anschließend das Gesäß etwas von den Fersen anheben, bis Sie eine intensive Dehnung in den Oberschenkelvorderseiten spüren. Stellen Sie sich dabei vor, dass die Knie nach vorn ziehen. Der Blick ist dabei nach vorn oben gerichtet. Verharren Sie in dieser Dehnposition 20 bis 30 Sekunden, und lassen Sie den Atem gelöst fließen.

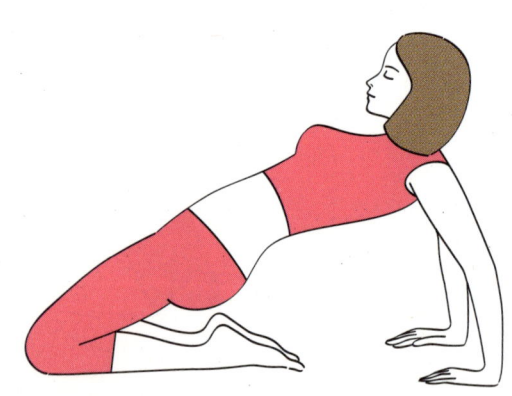

Übung 5: Kräftigung der äußeren Oberschenkelmuskulatur

Legen Sie sich auf den Boden auf die linke Seite, und strecken Sie den linken Arm aus. Legen Sie den Kopf darauf ab. Stützen Sie die rechte Hand vor dem Brustkorb ab, damit die Hüfte nicht ausweichen kann.

a) Dann das obere rechte Bein bis in die Waagerechte anheben und einige Male in kleinen Bewegungen auf und ab wippen. Die Seite wechseln.

b) Beide Beine seitlich anheben und in kleinen Bewegungen auf und ab wippen. Die Seite wechseln.

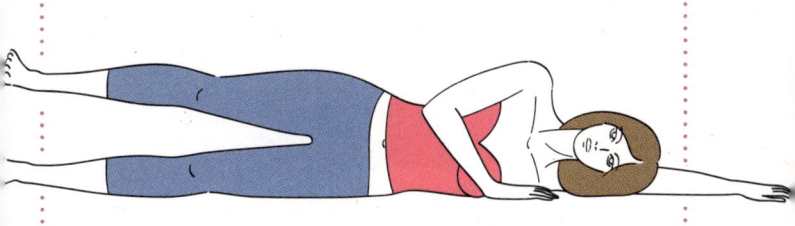

Übung 6: Kräftigung der Oberschenkel- und Bauchmuskulatur

Legen Sie sich auf die linke Seite, und stützen Sie den Kopf auf die linke Hand, während Sie die rechte Hand vor dem Brustkorb aufstützen. Ziehen Sie beide Knie so weit wie möglich zum Brustkorb hin an. Dann stützen Sie sich mit der linken Hand fest gegen den Boden ab und heben beide angewinkelten Beine zur Decke hin ab. Die Spannung 6 bis 10 Sekunden halten. Dann die Beine wieder ablegen. Nach 4 bis 6 Wiederholungen die Seite wechseln.

Variante 1: Die Knie in angehobener Position einige Male auf und ab wippen lassen.

Variante 2: Führen Sie diese Übung mit gestreckten Beinen aus.

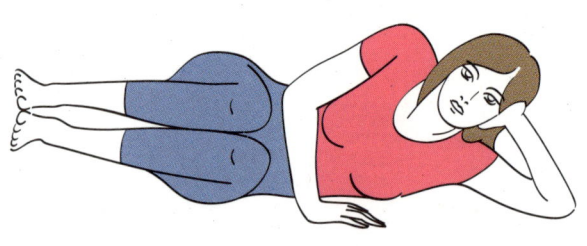

Übung 7: Dehnung der Oberschenkelaußenseite

Legen Sie sich auf den Rücken, und nehmen Sie beide Hände unter den Hinterkopf. Stellen Sie die Beine auf, und kreuzen Sie das rechte Bein über das linke, sodass der rechte Oberschenkel über dem linken liegt. Dann drehen Sie den Kopf langsam nach links, während Sie beide überkreuzten Beine zur rechten Seite zum Boden hin sinken lassen. Lassen Sie das Gewicht des oberen Beines auf das untere wirken. Verbleiben Sie in dieser Position 10 bis 30 Sekunden, und spüren Sie die Dehnung bewusst auf der Außenseite des linken Oberschenkels. Halten Sie die Schulterblätter auf dem Boden, und lassen Sie den Atem gelöst fließen. Dann die Seite wechseln.

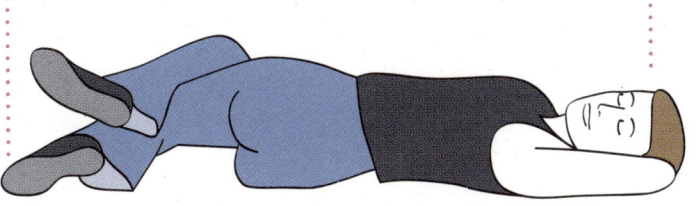

3. Übungsprogramm – Gesäßmuskulatur

Die großen Gesäßmuskeln gehören zu den kräftigsten Muskeln unseres Körpers. Sie sind auch wichtig für eine gute Beckenhaltung und verhindern ein ausgeprägtes Hohlkreuz.

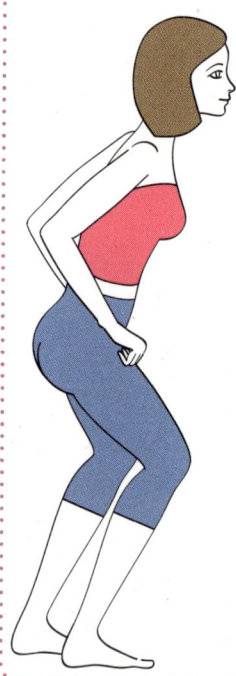

Übung 1: Faszienübung und Gesäßmuskelkräftigung

Stellen Sie sich aufrecht in den leichten Grätschstand, sodass die Füße schulterbreit auseinanderstehen. Dann in die Knie gehen und den Oberkörper mit geradem Rücken leicht vorneigen. Aus dieser Position heraus einige Male hochhüpfen und beim Landen weich auffedern.

Übung 2: Kräftigung der Gesäßmuskulatur

Am besten stellen Sie sich vor einen Stuhl (der Stuhl ist aber nicht unbedingt erforderlich), wobei die Füße hüftbreit auseinanderstehen. Dann beide Hände auf die Oberschenkel legen, den Oberkörper mit geradem Rücken nach vorn neigen und die Knie beugen. Senken Sie den Po dann langsam nach hinten unten, als ob Sie sich hinsetzen wollten. Drücken Sie sich dann aus dieser Position wieder langsam nach oben, indem Sie die Beine strecken.

Spüren Sie, wie der Gesäßmuskel jedes Mal beim Nach-oben-Drücken arbeitet. Bei dieser Übung werden auch die Oberschenkelmuskeln gekräftigt.

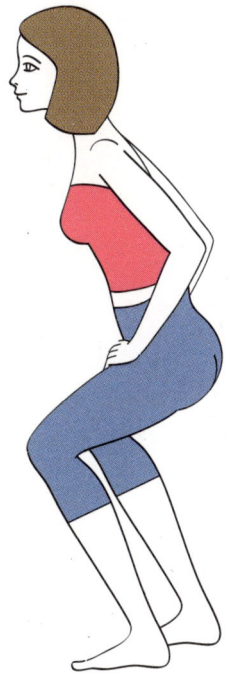

Übung 3: Dehnung der Gesäßmuskulatur

Setzen Sie sich auf den Boden, und stellen Sie zunächst beide Beine auf. Dann ziehen Sie den rechten Fuß zu der linken Gesäßhälfte und lassen ihn auf dem Boden liegen. Dann stellen Sie den linken Fuß über das rechte Knie und fassen mit der rechten Hand das linke Knie an seiner Außenseite und ziehen es leicht zur Brust. Dabei drehen Sie den Oberkörper etwas gegen das angewinkelte Knie nach links und schauen nach hinten. Der Rücken bleibt gerade, und die rechte Hand kann hinten aufgestützt werden. Die Dehnung 10 bis 30 Sekunden halten und sich langsam zurückbewegen; anschließend die Übung zur anderen Seite ausführen.

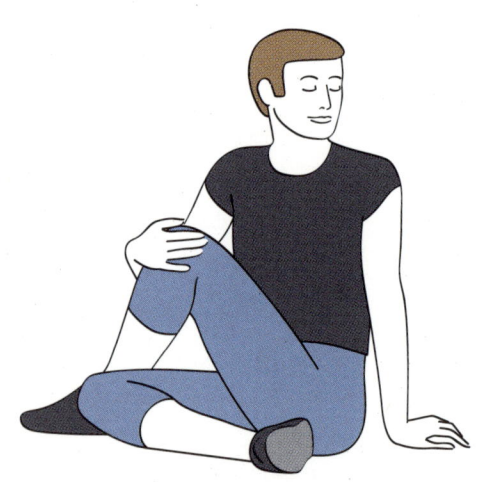

Übung 4: Kräftigung der Gesäß- und Oberschenkelmuskulatur

Setzen Sie sich auf den Boden in den Fersensitz. Dann die Hände falten, ausdrehen und die Arme nach oben zur Decke strecken. Nun zuerst den Beckenboden anspannen und anschließend den Po langsam abheben – bis in den Kniestand; dann wieder in die Ausgangslage zurückgehen. Wiederholen Sie die Übung, sooft es Ihnen guttut.

Variante: Den Po nur ein wenig von den Fersen abheben und dann in Minibewegungen auf- und abbewegen, ruhig 10- bis 20-mal, erst dann wieder absetzen. Man kann dabei auch die Hände in die Hüften stützen. Achten Sie auch auf einen geraden Rücken, und lassen Sie den Atem gelöst fließen.

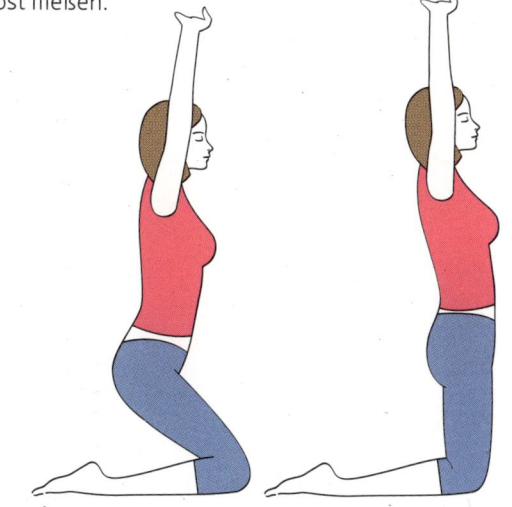

Übung 5: Kräftigung der Gesäßmuskulatur

Begeben Sie sich in den Vierfüßlerstand, das heißt auf die Knie und Hände. Die Knie befinden sich unter den Hüftgelenken und die Hände unter den Schultergelenken. Die Ellenbogen sind nicht ganz durchgestreckt. Der Rücken ist gerade. Dann heben Sie ein Bein an und beugen das Knie, sodass der Unterschenkel senkrecht nach oben zeigt; den Fuß ebenfalls anziehen. Dann aus dem Gesäßmuskel heraus mit dem Unterschenkel ein wenig hoch und tief wippen und immer darauf achten, dass die Fußsohle nach oben zeigt. Anschließend die Übung mit dem anderen Bein ausführen. Achten Sie darauf, dass die Auf- und Abbewegungen klein bleiben.

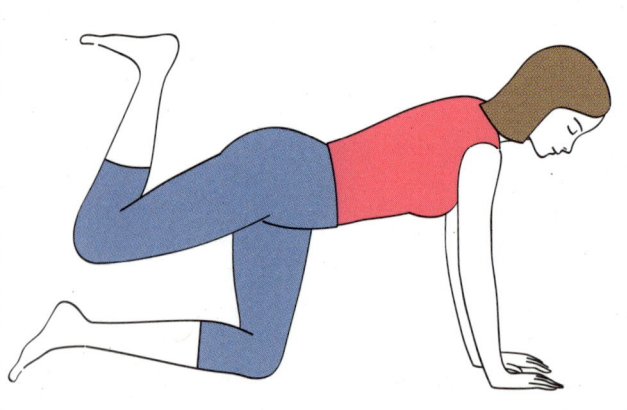

Übung 6: Kräftigung der Gesäßmuskulatur

Legen Sie sich auf den Rücken, und stellen Sie die Beine auf. Die Arme liegen neben dem Körper. Dann das Becken so weit anheben, dass zwischen Rumpf und Knien eine Linie besteht. Jetzt das linke Bein nach vorn strecken und so weit anheben, dass es parallel zum Boden gehalten wird. Die Beckenboden- und Gesäßmuskeln anspannen und das Becken heben und senken, aber nie ganz ablegen. Danach das Becken ablegen und die Übung mit dem anderen Bein wiederholen.

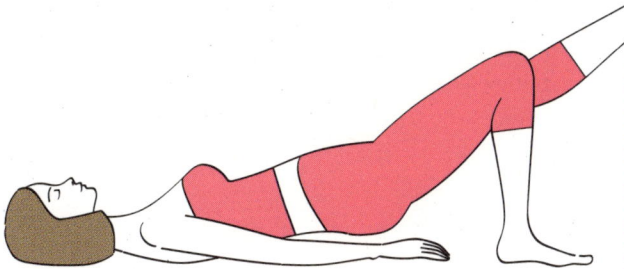

INFO

FOKUS AUF BAUCH UND BECKENBODEN

Bei allen Rückenübungen ist es ganz entscheidend, dass der Bauch und der Beckenboden angespannt werden, bevor das Training beginnt. Besonders bei Rückenschmerzen ist dies wichtig!

Übung 7: Dehnung der Gesäßmuskulatur

Legen Sie sich auf den Rücken, und stellen Sie beide Beine auf. Dann mit beiden Händen die Knie nah zur Brust heranziehen. Knieschonender ist es, wenn Sie die Hände nicht auf die Knie, sondern knapp unter die Kniekehlen legen. Die Knie sind dabei leicht geöffnet. Stellen Sie sich dabei vor, dass Sie den Scheitel nach hinten und das Steißbein in die entgegengesetzte Richtung schieben. Spüren Sie das leichte Ziehen in der Pomuskulatur, und lassen Sie den Atem gleichmäßig dorthin fließen.

Variante: Die Knie wie oben heranziehen und dann einige Male rechts-, dann linksherum kreisen. Dies massiert gleichzeitig die Lendenwirbelsäule und hilft bei Kreuzschmerzen.

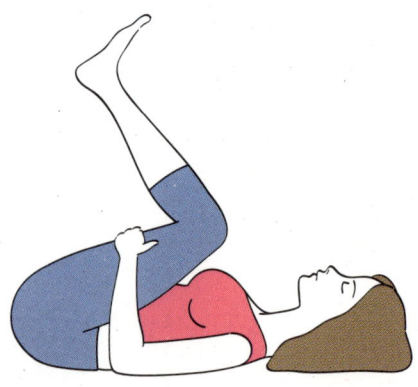

4. Übungsprogramm – Koordination

Kleine diagonale Bewegungen und Gleichgewichtsübungen sind ideale Möglichkeiten für ein Stabilisationstraining. Bei Koordinationsübungen werden oberflächliche und auch tiefe Rücken- sowie Bauchmuskeln trainiert. Außerdem geht es um ein Zusammenspiel von Muskeln, Gehirn und Nervenbahnen.

Übung 1: Faszien- und Koordinationsübung

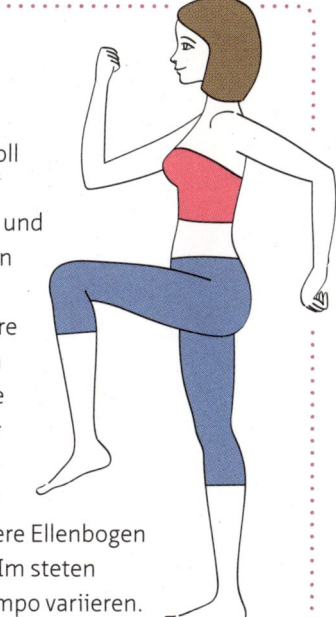

Gehen Sie auf der Stelle, und schwingen Sie die Arme kraftvoll mit. Ziehen Sie dabei die Knie nacheinander möglichst hoch, und bewegen Sie den gegengleichen Ellenbogen zu dem hochgezogenen Knie, während der andere Arm fast gestreckt nach hinten schwingt. Wenn Sie das andere Knie hochziehen, schwingt der soeben angebeugte hochgezogene Ellenbogen fast gestreckt nach hinten, während der andere Ellenbogen in Richtung Knie bewegt wird. Im steten Wechsel trainieren und das Tempo variieren.

Übung 2: Kräftigung der Bauch-, Bein- und Armmuskulatur

Ziehen Sie im Wechsel das rechte und linke Knie möglichst weit hoch, und führen Sie dabei die angebeugten Ellenbogen an das jeweils hochgezogene Knie. Dabei zeigen die Unterarme senkrecht nach oben; die Hände sind leicht geschlossen und befinden sich unterhalb des Gesichts. Beim Abstellen des gerade angehobenen Beines beide Arme waagerecht zur Seite ausbreiten und auch die Hände öffnen, wobei die Handflächen nach oben zeigen.

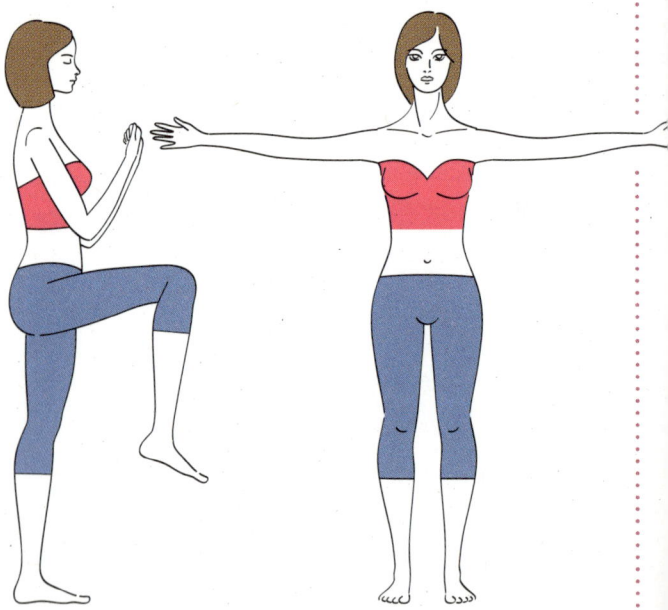

Übung 3: Kräftigung des Oberarmstreckers und der Rumpfmuskulatur

Setzen Sie sich zunächst auf das vordere Drittel eines stabil stehenden Stuhls. Dann legen Sie die Hände unter, sodass die Finger nach vorn zeigen. Heben Sie jetzt das Gesäß so weit nach vorn ab, dass es sich eine Handbreit vor der Sitzfläche befindet. Die Füße stehen fest auf dem Boden. Die Unterschenkel bilden zu den Oberschenkeln etwa einen 90-Grad-Winkel. Beugen Sie nun die Arme langsam, und senken Sie das Gesäß bis kurz über dem Boden ab. Dann die Arme wieder langsam strecken. Wiederholen Sie die Übung 4- bis 6-mal hintereinander, und ruhen Sie sich danach kurz aus. Die Ellenbogen nie ganz durchstrecken.

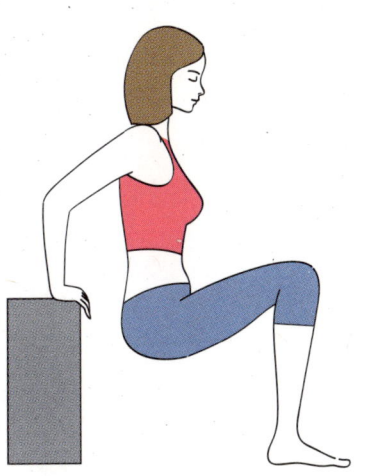

Übung 4: Dehnung des Trizeps und der seitlichen Rumpfmuskulatur

Stellen Sie sich aufrecht und schulterbreit auf den Boden, oder setzen Sie sich auf einen Stuhl. Strecken Sie dann den linken Arm senkrecht nach oben und beugen ihn im Ellenbogengelenk an, sodass der Unterarm hinter dem Kopf nach unten zeigt und die linke Hand etwa auf dem rechten Schulterblatt liegt. Umfassen Sie dann mit der anderen Hand den oberen Ellenbogen, und ziehen Sie diesen in Richtung Körpermitte. Neigen Sie den Oberkörper weit zur rechten Seite, und schieben Sie die linke Hüfte nach außen zur Seite. Spüren Sie bewusst die Dehnung im linken Oberarm und der linken Rumpfseite. Nach 10 bis 30 Sekunden richten Sie sich auf und wechseln die Seite.

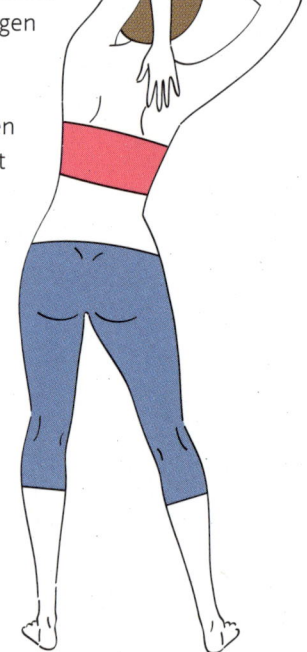

Übung 5: Kräftigung der Arm-, Schulter- und oberen Rückenmuskulatur

Setzen Sie sich auf den Boden, und stellen Sie die Beine etwa hüftbreit auf. Stützen Sie dann die Hände hinten auf, sodass die Finger nach vorn zeigen, und heben Sie den Po und das Becken ab. Dann zuerst die Po- und Beckenbodenmuskeln anspannen und dann die Ellenbogen langsam beugen und strecken. Dies strafft die Oberarme sowie die Schulter- und Beckenmuskeln.

Variante 1: Führen Sie die Übung wie oben beschrieben durch, während Sie jedoch ein Knie zum Bauch hin anziehen.

Variante 2: Noch etwas schwieriger ist es, wenn Sie dabei ein Bein waagerecht nach vorn strecken. Die Spannung im Becken während der Übung halten.

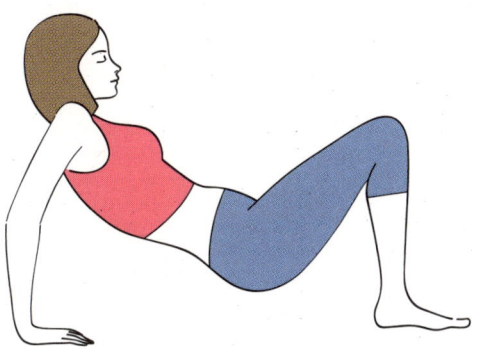

Übung 6: Kräftigung der Arm- und Brustmuskulatur

Knien Sie sich auf den Boden, neigen Sie dann den Oberkörper nach vorn, und stützen Sie die Hände schulterbreit auf, sodass sie sich etwa unterhalb der Schultern befinden und die Fingerspitzen nach innen zeigen. Dann die Unterschenkel hinten anheben und die Füße kreuzen. Der Rücken ist gerade, und Kopf, Rumpf und Oberschenkel bilden eine Linie. Nun langsam die Ellenbogen beugen und strecken. Die Arme jeweils so weit beugen, dass die Nase fast den Boden erreicht, dann wieder hochdrücken.

Variante 1: Setzen Sie die Hände ein wenig weiter nach vorn.

Variante 2: Setzen Sie die Hände weiter auseinander.

Variante 3: Langsam und kontrolliert absinken lassen und sich explosiv hochdrücken.

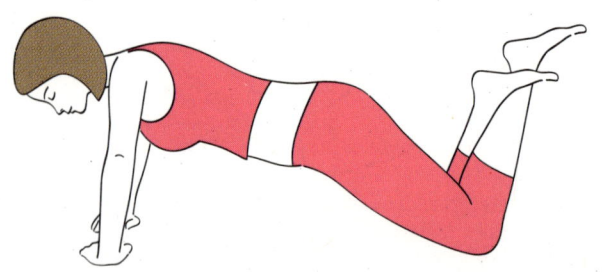

Übung 7: Dehnung der Arm-, Rumpf- und queren Bauchmuskulatur

Legen Sie sich auf den Boden, und strecken Sie die Arme und die Beine weit von sich. Machen Sie sich richtig lang. Dann den Oberkörper zur linken Seite bewegen, bis ein deutliches Dehngefühl in der rechten Rumpfseite zu spüren ist. Fassen Sie jetzt mit der linken Hand das rechte Handgelenk, und achten Sie darauf, dass die rechte Handfläche nach oben zur Decke zeigt. Ziehen Sie mit der linken Hand den rechten Arm noch mehr in die Weite. Bleiben Sie 10 bis 30 Sekunden in der Dehnung liegen, und wechseln Sie dann die Seite.

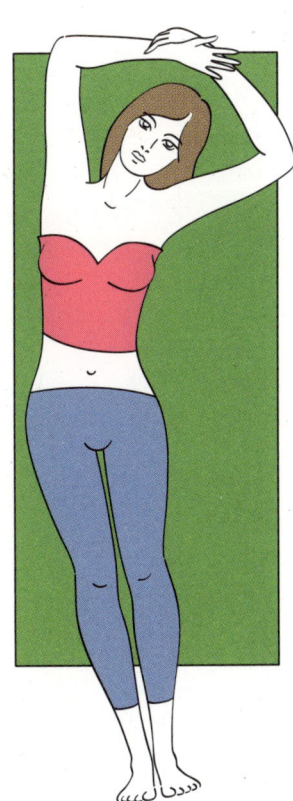

5. Übungsprogramm – an der Wand

Übungen an der Wand sind ideal, um dem Rücken Halt und Orientierung zu geben und Beine, Po, Bauch- und Rückenmuskeln zu kräftigen.

Übung 1: Allgemeine Kräftigung und Haltungsschule

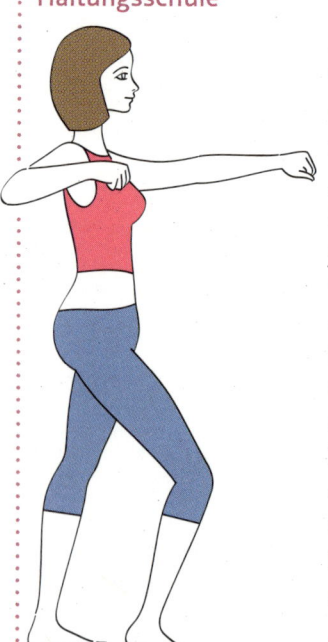

Auf der Stelle gehen und dabei in alle Richtungen boxen. Dadurch werden nicht nur zu Beginn des Übungsprogramms der Kreislauf und der Stoffwechsel angeregt, sondern die Arm- und Beinmuskeln spielerisch gekräftigt. Achten Sie unbedingt dabei auf eine aufrechte Haltung, und lächeln Sie. Spüren Sie die Freude, die diese Übung in Ihnen auslöst. 3 bis 5 Minuten durchhalten. Den Atem locker und gelöst fließen lassen. Diese Übung macht besonders auf schnelle Musik Spaß!

Übung 2: Kräftigung der Po-, Bein-, Bauch- und Rumpfmuskulatur

Stellen Sie sich so hin, dass die Füße etwa 30 Zentimeter vor der Wand stehen. Beugen Sie die Knie, und lehnen Sie sich mit dem Rücken gegen die Wand. Schieben Sie zuerst den Scheitel des Kopfes nach oben in Richtung Decke. Dann die Fersen in den Boden stemmen und ganz bewusst die Bauchmuskulatur anspannen, sodass das Kreuz nach hinten gegen die Wand gedrückt wird. Die Oberschenkel dürfen ruhig parallel zum Boden sein. Die Spannung 6 bis 15 Sekunden halten, dann locker lassen.

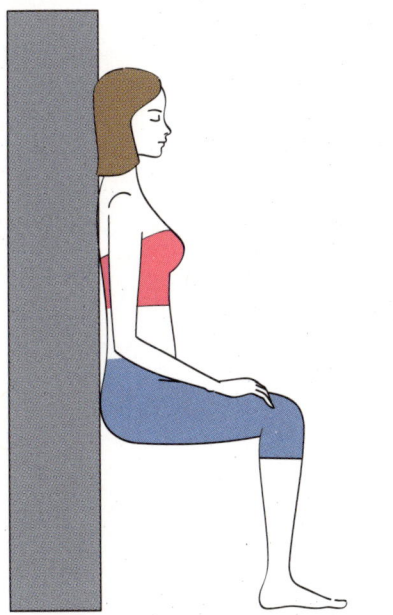

Übung 3: Kräftigung der Bauch-, Po-, Oberschenkel-, Arm- und Rückenmuskulatur, Längung der Wirbelsäule

Die Ausgangsposition ist die gleiche wie bei Übung 2, legen Sie dazu aber beide Arme gestreckt seitlich neben dem Körper an die Wand, sodass die Handflächen nach vorn zeigen. Dann die Bauchmuskeln anspannen, die Fersen in den Boden drücken und beide Arme kräftig nach hinten gegen die Wand schieben und dabei die Schulterblätter zusammenziehen.

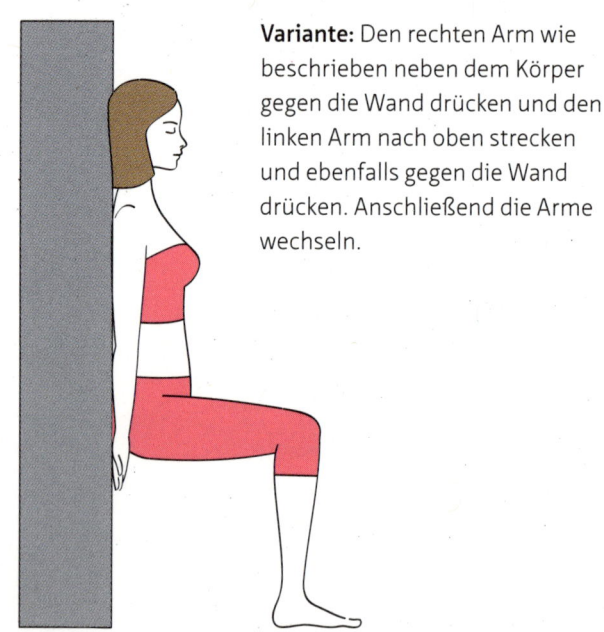

Variante: Den rechten Arm wie beschrieben neben dem Körper gegen die Wand drücken und den linken Arm nach oben strecken und ebenfalls gegen die Wand drücken. Anschließend die Arme wechseln.

Übung 4: Kräftigung der Arme, der Brustmuskulatur und des Schultergürtels

Stellen Sie sich etwa einen Schritt von einer Wand entfernt hin, und strecken Sie die Arme in Schulterhöhe nach vorn aus. Die Hände an der Wand abstützen. Die Ellenbogen sind fast gestreckt, und der Körper befindet sich von Kopf bis Fuß in einer Schräglage. Die Bauch- und Gesäßmuskeln etwas anspannen, dann die Ellenbogen 6- bis 10-mal beugen und strecken. Der gesamte Körper bleibt dabei in der geraden Schräglage. Die Ellenbogen wandern nach außen.

Variante: Setzen Sie die Hände weiter auseinander, und wiederholen Sie dann die Übung. Achten Sie darauf, dass Sie nicht nur den Oberkörper bewegen, sondern die Ellenbogen beugen und strecken.

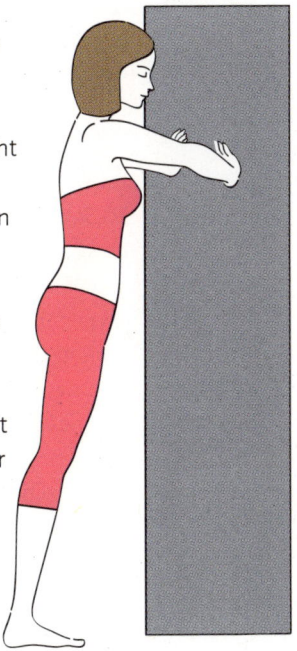

Als Faszien-Übung: Lassen Sie sich mit gestreckten Armen kontrolliert gegen die Wand fallen, dann stoßen Sie sich mit den Händen dynamisch wieder ab – in einer lautlosen, fließenden Bewegungsfolge. Das Zurückfedern sollte mühelos erfolgen, als ob die Wand ein Trampolin wäre.

Übung 5: Kräftigung und Dehnung der Oberarme und der seitlichen Rumpfmuskulatur

Stellen Sie sich mit der rechten Körperseite zur Wand, sodass die rechte Hüft- und Rumpfseite anliegen. Den rechten Arm an der Wand senkrecht nach oben strecken, sodass er mit dem Rumpf eine Linie bildet. Dann den Arm zuerst aus dem Schultergelenk heraus nach oben schieben. Jetzt den Arm kräftig gegen die Wand drücken und die Spannung 6 bis 10 Sekunden halten; danach die Spannung lösen und den Arm zur Dehnung wieder in Richtung Decke rausschieben. Die Dehnung ruhig 20 bis 30 Sekunden aushalten und den Atem gelöst fließen lassen. Nach den Wiederholungen die Seite wechseln.

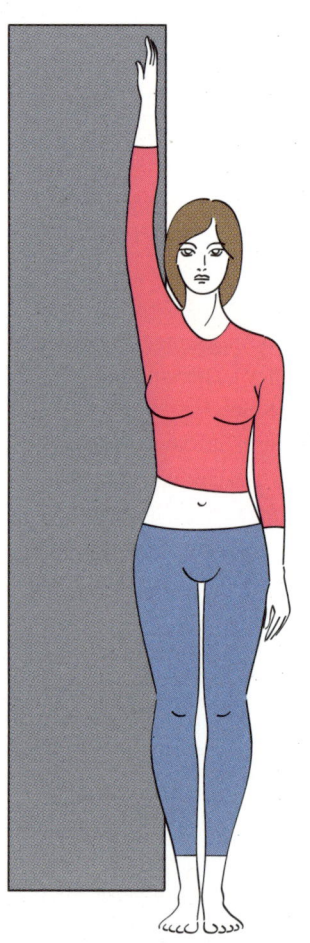

Übung 6: Kräftigung der Gesäß- und hinteren Oberschenkelmuskulatur

Stellen Sie sich einen Schritt entfernt mit dem Gesicht zu einer Wand, und strecken Sie beide Arme nach vorn. Die Hände etwa in Schulterhöhe an der Wand abstützen. Dann den linken Unterschenkel anbeugen und nach hinten strecken, sodass beide Knie etwa in gleicher Höhe sind. Den Fuß dieses Beines anwinkeln, sodass die Fußsohle nach hinten zeigt. Zuerst den Bauch etwas anspannen, dann das linke Knie und den Unterschenkel einige Male in Minibewegungen nach hinten wegdrücken und so tun, als ob man mit dem Fuß einen Gegenstand nach hinten wegschiebt. Das Knie des Standbeins ist währenddessen leicht gebeugt. Das Bein wechseln.

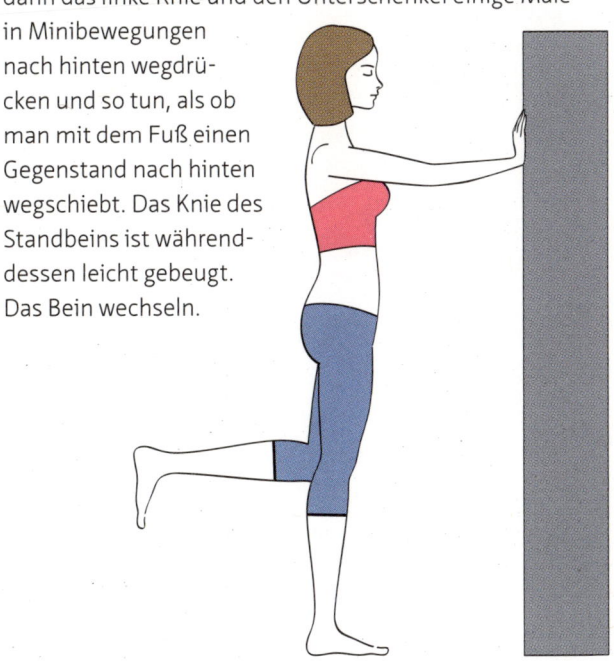

Übung 7: Dehnung der hinteren Oberschenkelmuskulatur

Knien Sie sich auf den Boden, am besten auf ein kleines Kissen oder zwei oder drei zusammengelegte Handtücher. Dann das linke Bein nach vorn strecken und den Fuß zu sich herziehen. Den Oberkörper so gerade wie möglich halten und beide Hände hinter dem Rücken verschränken.

Dann den geraden Rücken ein wenig nach vorn beugen. Spüren Sie die Dehnung im hinteren Oberschenkelbereich. Die Dehnung 20 bis 30 Sekunden aushalten, dann das Bein zurücksetzen, kurz nachspüren und die Übung mit dem anderen Bein wiederholen.

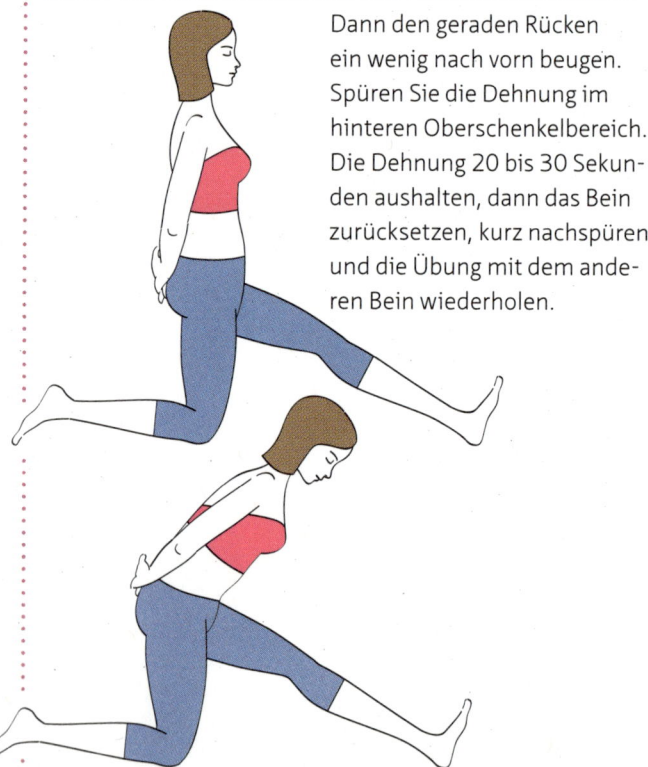

6. Übungsprogramm – mit dem Thera-Band

Das Thera-Band eignet sich vorzüglich für Kräftigungs-übungen der verschiedensten Körpermuskeln. Die Muskeln werden schneller aufgebaut, Fett wird leichter verbrannt. Es gibt unterschiedliche Farben, die einen unterschiedlichen Schweregrad anzeigen. Die Farbe Grün zeigt die mittlere Stärke an, die bei den meisten Menschen als ideal empfunden wird.

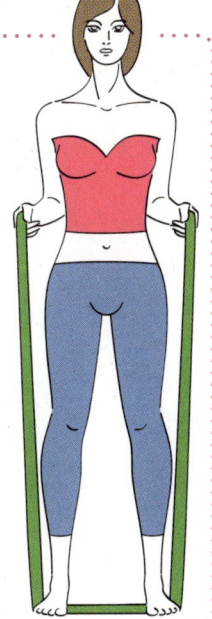

Übung 1: Kräftigung der Schulter- und Armstreckmuskulatur

Nehmen Sie das Band, und stellen Sie sich darauf. Achten Sie auf eine aufrechte Haltung, und halten Sie beide Bandenden so in den Händen, dass die Handrücken nach außen und die Daumen nach oben zeigen. Beide Ellenbogen sind dabei gebeugt und sind nah am Körper. Die Unterarme befinden sich etwa parallel zum Boden. Dann ziehen Sie abwechselnd das rechte und linke Bandende nach oben. Währenddessen bleiben Sie nicht ganz steif stehen, sondern wippen in den Knien locker mit.

Übung 2: Kräftigung des Trizeps und der Brust- und Schultermuskulatur

Gehen Sie in den Vierfüßlerstand, also auf die Hände und Knie, und lassen Sie die Finger leicht nach innen zeigen. Die Arme sind noch gestreckt, aber nicht überstreckt. Legen Sie das Band über den Schultergürtel, und halten Sie die Enden mit den Händen am Boden fest. Beugen Sie jetzt die Ellenbogen, und fassen Sie das Band so kurz, dass es gespannt ist, wenn die Ellenbogen gebeugt sind. Der Rücken ist in dieser Position gerade. Dann strecken Sie die Ellenbogen gegen den Widerstand des Bandes.

Variante: Noch schwieriger wird diese Übung, wenn Sie dazu noch ein Bein so nach hinten strecken, dass es sich in der Verlängerung des Rückens befindet. Üben Sie zuerst mit dem rechten Bein 4-mal, dann mit dem linken Bein.

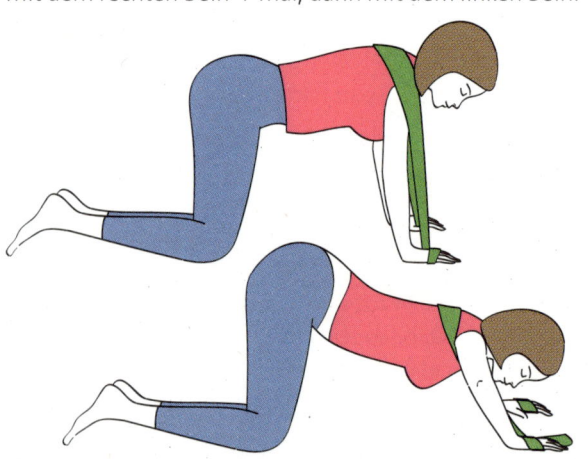

Übung 3: Kräftigung der hinteren Oberschenkel- und Pomuskulatur

Knoten Sie das Band zusammen. Knien Sie sich dann auf den Boden, und stützen Sie sich auf die Unterarme. Die Stirn zeigt nach unten, und der Rücken befindet sich in einer Linie. Legen Sie das Band um beide Fußsohlen, und heben Sie dann den linken Unterschenkel hinten an, sodass dieser senkrecht nach oben zeigt. Auch die Fußsohle, über der das Band liegt, zeigt nach oben. Ziehen Sie das Knie etwa bis in Pohöhe an. Dann heben und senken Sie es einige Male auf und ab, ohne den Boden zu berühren. Danach das Knie absetzen und mit dem anderen Bein trainieren.

Variante: Das Knie, das sich in Pohöhe befindet, nur mit ganz kleinen Bewegungen hoch und tief wippen lassen.

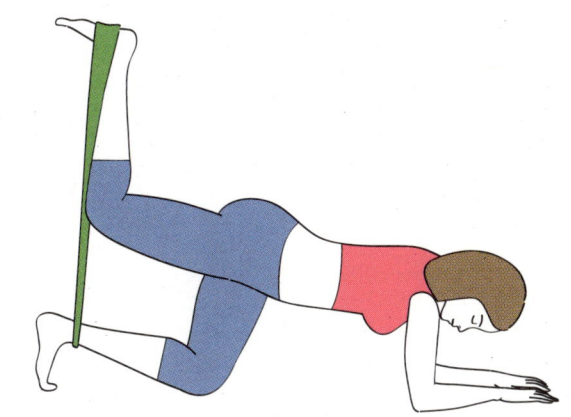

Übung 4: Dehnung der Beinrückseite

Legen Sie sich auf den Rücken, und stellen Sie zunächst beide Beine auf. Dann strecken Sie das rechte Bein nach oben zur Decke und beugen den Fuß im Fußgelenk an. Legen Sie das zusammengeknotete Band über die rechte Fußsohle (bei einem nicht zusammengeknoteten Band die beiden Enden in den Händen halten), und zwar im vorderen Bereich, und halten Sie das andere Ende über der Brust fest. Ziehen Sie bewusst die Fußspitze nach unten und das einigermaßen gestreckte Bein zum Körper ran. Spüren Sie dabei die Dehnung in der Beinrückseite, und halten Sie sie 10 bis 30 Sekunden aus. Danach das Bein abstellen, einen Moment nachspüren und die Übung mit dem anderen Bein wiederholen.

Variante: Legen Sie das Band wie oben über die rechte Fußsohle. Heben Sie dann das Gesäß vom Boden ab, und wippen Sie in Minibewegungen 4- bis 6-mal auf und ab. Danach das Gesäß wieder ablegen und das gestreckte Bein wie oben zum Körper ranziehen. Jetzt die Dehnung 10 bis 30 Sekunden halten. Im Wechsel mit dem anderen Bein üben.

Übung 5: Kräftigung der Bein- und Gesäßmuskulatur

Legen Sie sich auf den Bauch, und nehmen Sie das zusammengeknotete Band um die Fußfesseln. Legen Sie die Stirn bequem auf den Händen ab, und strecken Sie die Beine aus. Öffnen Sie die Beine hüftbreit, und achten Sie darauf, dass das Band straff um die Fußgelenke liegt. Dann zuerst die Bauch- und Gesäßmuskeln anspannen und dann die Beine gegen das Band in kleinen Bewegungen nach außen wippen lassen.

Variante: Beide Unterschenkel hinten senkrecht anheben und die Füße dabei anbeugen, sodass die Fußsohlen nach oben zeigen. Aus dieser Position heraus dann auch die Unterschenkel einige Male nach außen wippen lassen.

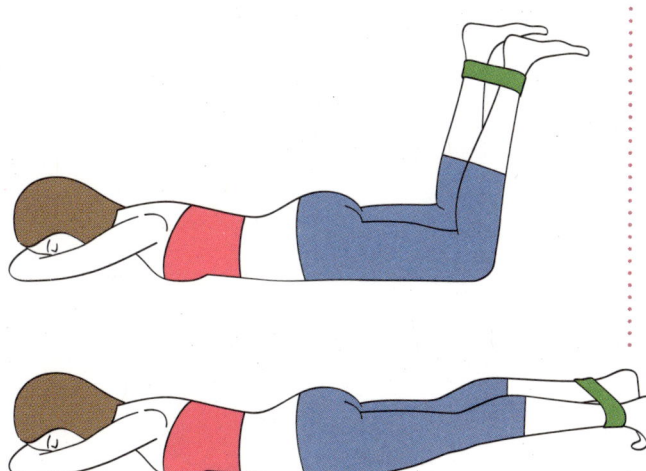

Übung 6: Kräftigung der Bauch- und Halsmuskulatur

Legen Sie sich auf den Rücken, und heben Sie die Beine mit etwas gebeugten Knien in die Luft. Dann das Band um beide Fußsohlen legen. Achten Sie darauf , dass das Band etwas gestrafft ist. Die Beine nach schräg vorn strecken und wieder anziehen.

Variante: Die Schultern etwas anheben, dann wieder die Beine im Wechsel strecken und beugen (→ Illustration).

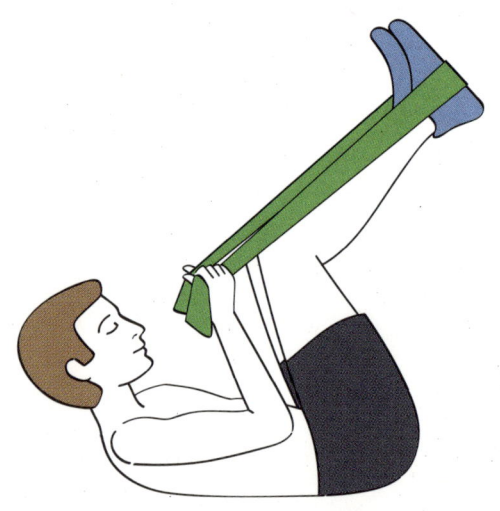

Übung 7: Kräftigung der Rücken- und Bauchmuskulatur

Setzen Sie sich mit gestreckten Beinen auf den Boden. Ziehen Sie dann die Fersen ein bisschen näher zum Körper, und legen Sie das Band um die Fußsohlen. Der Rücken ist aufrecht, und Sie halten beide Bandenden in den Händen neben den Oberschenkeln. Das Band ist leicht gespannt. Ziehen Sie dann mit beiden Händen die Bandenden seitlich am Körper vorbei nach hinten, dabei beugen sich die Ellenbogen etwas mehr. Heben Sie bei der Zugbewegung das Brustbein an, und ziehen Sie die Schulterblätter in Richtung Wirbelsäule (etwa 10- bis 20-mal).

Variante: Die gleiche Übung, aber langsamer. Wenn Sie das Band nach hinten gezogen haben, die Spannung 6 bis 15 Sekunden halten, dann die Arme wieder einen Moment nach vorn führen.

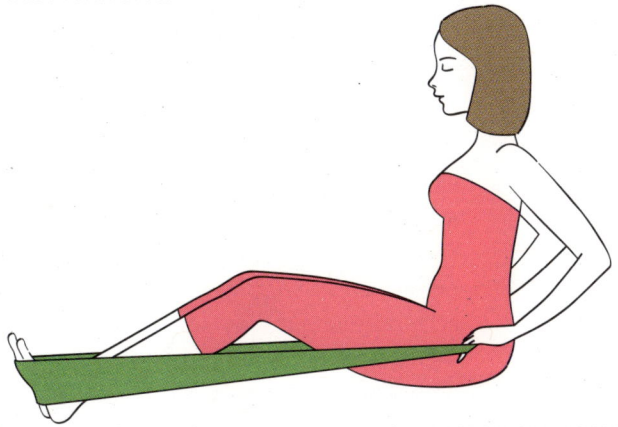

7. Übungsprogramm – mit dem Thera-Band im Büro

Das Thera-Band eignet sich besonders gut für Übungen im Büro. Es benötigt fast keinen Platz zur Aufbewahrung und macht jede Übung besonders wirkungsvoll. Mit diesen Übungen können Sie viel für Ihre Haltung tun.

Übung 1: Kräftigung der Rücken- und Bauchmuskulatur

Stellen Sie sich in den leichten Grätschstand, und halten Sie das Band etwas mehr als schulterbreit zwischen beiden Händen. Nehmen Sie dann die Arme weit über den Kopf, und ziehen Sie das Band etwas auseinander. Führen Sie kleine Bewegungen zur Seite sowie vor und zurück aus. Dann kommt das Gleichgewicht dazu: Halten Sie die Arme mit dem Band wie oben weit über dem Kopf, und ziehen Sie dann im Wechsel das rechte und linke Knie in Richtung Bauch nach oben, und führen Sie jeweils die gegengleiche Hand zu dem Knie. Üben Sie im schnellen Wechsel, und achten Sie darauf, dass Sie die Arme immer wieder weit nach oben und ein wenig nach hinten zurückführen.

Übung 2: Kräftigung der Rücken- und Armstreckmuskulatur

Stellen Sie sich aufrecht hin, oder setzen Sie sich auf einen Schreibtischstuhl oder Hocker. Nehmen Sie das Band zwischen beide Hände, und halten Sie es in leichter Spannung längs hinter Ihrem Rücken. Der linke Arm ist hinter dem Rücken nach unten gestreckt. Die linke Hand hält das Band etwa in Pohöhe fest, die rechte das Band etwa hinter dem Kopf; der rechte Ellenbogen ist gebeugt. Dann strecken Sie den rechten Arm nach oben in Richtung Decke. Wiederholen Sie diese Beuge-Streck-Bewegung einige Male. Danach die Armstellung wechseln.

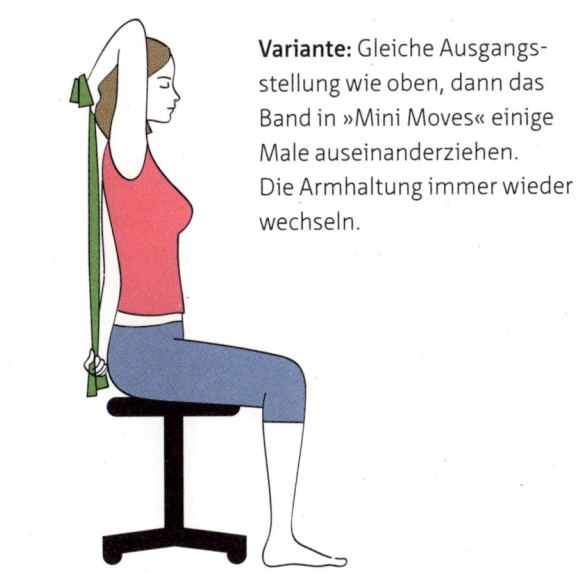

Variante: Gleiche Ausgangsstellung wie oben, dann das Band in »Mini Moves« einige Male auseinanderziehen. Die Armhaltung immer wieder wechseln.

Übung 3: Kräftigung der Beinabduktoren und Beinadduktoren

Knoten Sie für diese Übung das Band zusammen. Stellen Sie sich mit hüftbreit gespreizten Beinen mit der rechten Seite zu einer Wand oder einem Stuhl, sodass Sie sich mit der rechten Hand daran abstützen können. Legen Sie dann das Band um die Fußfesseln, wobei es leicht gespannt sein sollte. Heben Sie jetzt das linke Bein ein wenig an, und lassen Sie es in kleinen Bewegungen nach außen gegen den Bandwiderstand wippen (etwa 15- bis 20-mal). Danach drehen Sie sich um und wechseln die Seite. Bei dieser Übung werden die Beinabduktoren gekräftigt.

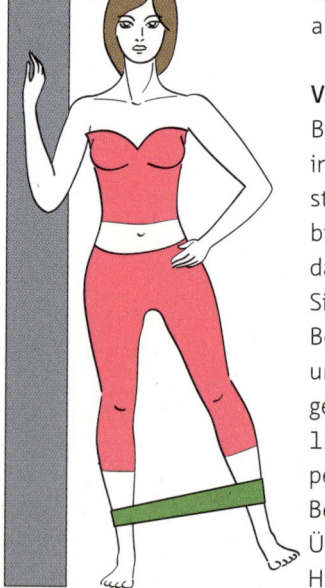

Variante: Zur Kräftigung der Beinadduktoren bleiben Sie in der gleichen Ausgangsstellung wie oben. Diesmal bildet aber das rechte Bein das Standbein. Überkreuzen Sie dann mit dem linken Bein das rechte Bein vorn, und lassen Sie das linke Bein gegen den Bandwiderstand 15- bis 20-mal zur Seite wippen. Dann wechseln Sie das Bein. Achten Sie bei beiden Übungen auf eine aufrechte Haltung des Oberkörpers.

Übung 4: Kräftigung der Bein- und Bauchmuskulatur

Stellen Sie sich mit dem Rücken 30 bis 50 Zentimeter vor eine Wand, und lehnen Sie sich mit geradem Rücken an. Die Knie sind gebeugt. Verlagern Sie dann das Gewicht auf das rechte Bein, und heben Sie das linke Bein an. Legen Sie jetzt das Mittelteil des Bandes unter den linken Fuß. Die Bandenden halten Sie etwa in Hüfthöhe mit den Händen fest. Drücken Sie daraufhin mit dem linken Fuß immer wieder nach unten gegen den Widerstand des Bandes. Danach mit dem anderen Bein üben.

Variante: Heben Sie wie gerade eben zunächst das linke Knie an, und legen Sie dann das Band (es kann bei dieser Übung doppelt zusammengelegt sein) über den linken Oberschenkel. Wippen Sie mit diesem nun einige Male gegen das Band in kleinen Bewegungen nach oben.

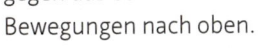

Übung 5: Kräftigung der Arm-, Rumpf- und queren Bauchmuskulatur

Setzen Sie sich aufrecht auf das Band und auf das vordere Drittel eines Stuhls, und halten Sie die Bandenden mit beiden Händen fest. Strecken Sie die Arme nach oben, für 10 bis 30 Sekunden. Lassen Sie dabei den Atem gelöst fließen, und führen Sie die Bewegung fließend und fortlaufend aus. Danach kurz im Sitzen ausruhen, den Oberkörper vorbeugen und die Arme und den Kopf schwer nach unten hängen lassen.

Variante: Während Sie das Thera-Band mit einem Arm nach oben ziehen, versuchen Sie gleichzeitig, die Gesäßhälfte der gegenüberliegenden Seite anzuheben.

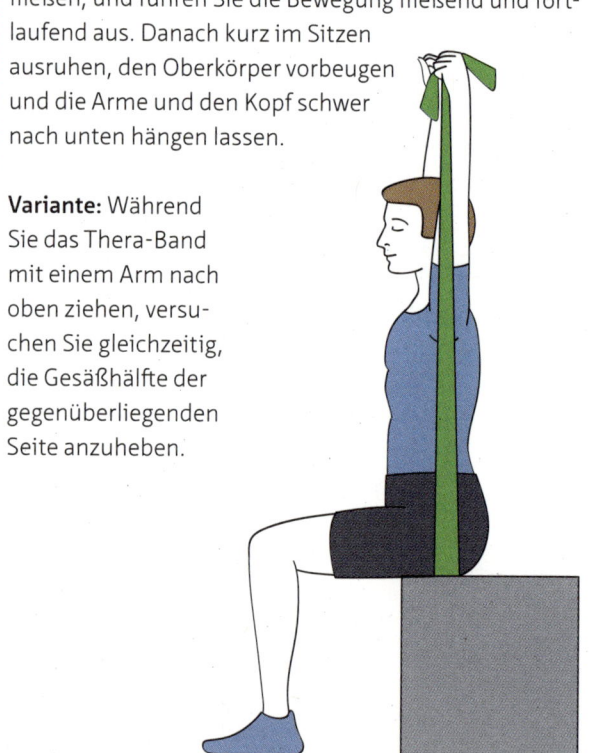

Übung 6: Kräftigung der Nackenmuskulatur

Setzen Sie sich aufrecht auf einen Stuhl, und legen Sie das kurz gefasste Thera-Band um den Hinterkopf. Halten Sie es rechts und links neben dem Kopf fest. Geben Sie mit dem Band etwas Widerstand, und federn Sie den aufrechten Kopf in kleinen Bewegungen 10- bis 20-mal nach hinten gegen das Band; 4- bis 6-mal wiederholen.

Achtung: Das Kinn darf nie nach oben zeigen.

Danach beugen Sie den Kopf nach vorn und lassen das Gewicht des Kopfes und des Bandes sanft wirken. Diese Nackendehnung 10 bis 30 Sekunden halten, dann den Kopf langsam wieder anheben.

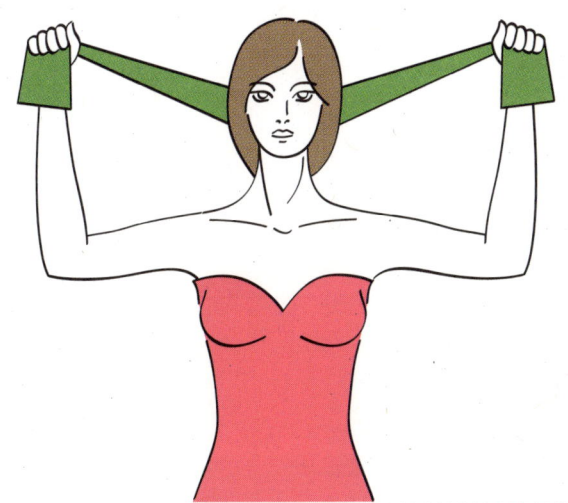

8. Übungsprogramm – mit Pezzi-Ball und Thera-Band

Der große Gymnastikball eignet sich hervorragend für Kräftigungsübungen. Das Hüpfen auf dem Ball ist eine wunderbare Bandscheibenmassage und äußerst gut für den Rücken. Achten Sie bei allen Sitzübungen auf eine aufrechte Haltung.

Übung 1: Kreislaufanregung und allgemeine Muskelkräftigung

Hüpfen Sie auf dem Ball so hoch wie möglich, und schwingen Sie die Arme gegengleich mit.

Variante: Heben Sie abwechselnd das rechte und linke Knie dabei an, und führen Sie den gegengleichen Ellenbogen zu dem hochgezogenen Knie.

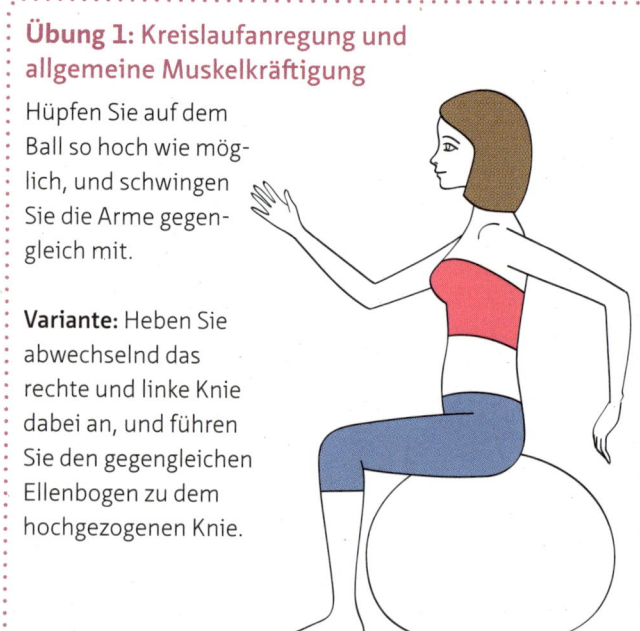

Übung 2: Kräftigung der Bauchmuskulatur

Setzen Sie sich aufrecht auf den Ball, wobei die Beine hüftbreit auseinander und die Füße fest auf dem Boden stehen sollten. Wandern Sie dann mit den Füßen langsam nach vorn, sodass der Ball vom Gesäß bis zur Brustwirbelsäule kommt. Ziehen Sie das Kinn leicht heran, und schieben Sie das Brustbein in Richtung Decke. Strecken Sie die Arme dicht an den Ohren vorbei schräg nach oben, und achten Sie darauf, dass diese sich in der Verlängerung der Wirbelsäule befinden. Bei Nackenproblemen können Sie aber auch die Hände am Hinterkopf verschränken und diesen leicht ablegen. Halten Sie die Spannung 6 bis 10 Sekunden, und rollen Sie dann langsam zurück.

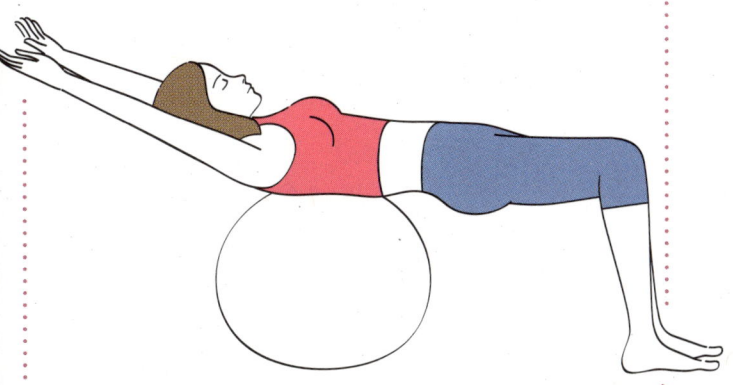

Übung 3: Kräftigung der Bauch-, Beckenboden- und Beinmuskulatur

Legen Sie sich mit dem Rücken über den Ball, und stellen Sie die Füße fest auf, wobei sich zwischen Unter- und Oberschenkel etwa ein rechter Winkel ergeben sollte. Der Kopf befindet sich in der Verlängerung der Wirbelsäule. Legen Sie den rechten Arm seitlich fest um den Ball. Dann heben Sie das rechte Knie an, und ziehen Sie es in Richtung Bauch. Legen Sie jetzt die linke Hand an das rechte Knie, und drücken Sie kräftig dagegen. Spannen Sie auch bewusst die Beckenbodenmuskeln an. Nach 6 bis 10 Sekunden die Spannung loslassen und das Bein absetzen. Dann die Arm- und Beinstellung wechseln und die Übung mit dem anderen Bein und der anderen Hand ausführen.

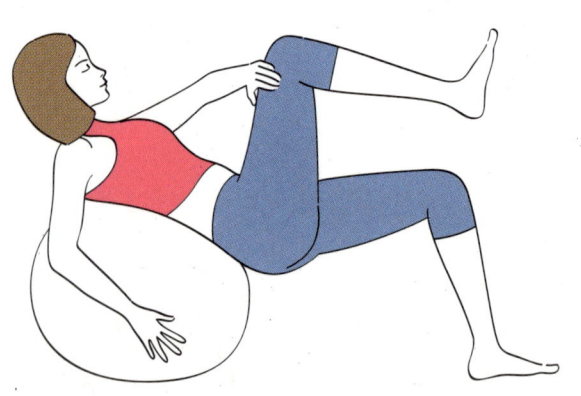

Übung 4: Entspannung und Kräftigung der Rücken- sowie Gesäßmuskulatur

Nach der oberen Übung legen Sie sich zuerst einfach nur mit dem Bauch über den Ball, und entspannen Sie sich. Behalten Sie mit den Zehen Bodenkontakt, und lassen Sie vorn die Arme und den Kopf schwer nach unten hängen. Die Handflächen liegen auf dem Boden auf. Wenn Sie sich genug entspannt haben, heben Sie das linke Bein gestreckt an und den linken Arm. Achten Sie darauf, dass Arm und Bein nur bis in die Waagerechte angehoben werden; dann ein wenig auf und ab bewegen und die Muskelspannung im Rücken-, Gesäß- und Oberschenkelbereich erspüren. Achten Sie darauf, dass der Kopf eine Linie mit dem Rücken bildet. Danach die Seite wechseln. Nach 4 bis 6 Wiederholungen legen Sie sich wieder über den Ball. Entspannen Sie sich!

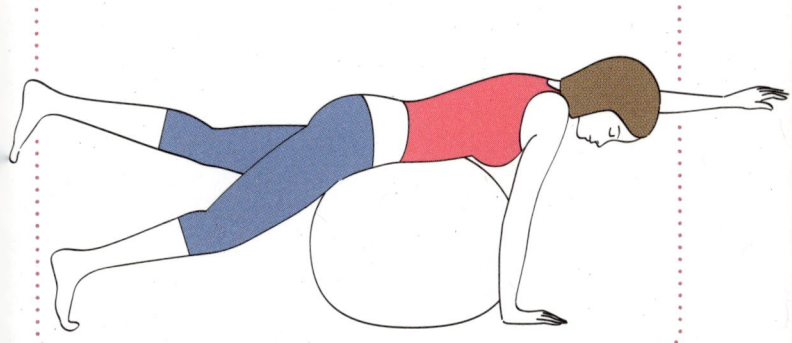

Übung 5: Kräftigung der Arm- und Schultergürtelmuskulatur

Legen Sie sich mit dem Bauch über den Ball, und stützen Sie sich vorn mit den Händen ab. Wandern Sie mit den Händen so weit vor, bis die Oberschenkel auf dem Ball aufliegen. Spannen Sie die Rumpf- und Gesäßmuskeln an, und halten Sie die Beine und auch den Kopf in der Verlängerung des Rückens. Dann die Arme langsam beugen und strecken.

Variante 1: Heben Sie bei dieser Übung die Unterschenkel an, und überkreuzen Sie die Fußgelenke.

Variante 2: Heben Sie aus der Ausgangsposition heraus abwechselnd die rechte und linke Hand kurz an.

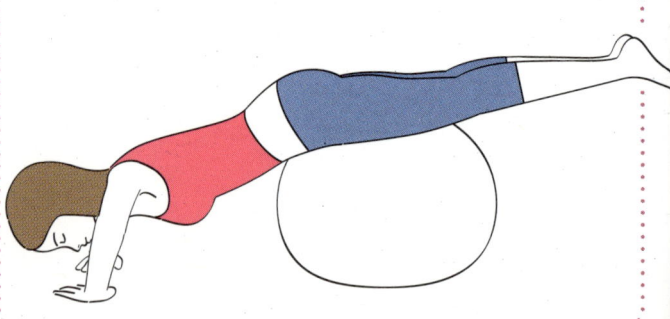

Übung 6: Kräftigung der Bein- und Gesäßmuskulatur

Legen Sie sich mit dem Rücken auf den Boden und die Unterschenkel auf den Ball. Die Arme liegen neben dem Körper, wobei die Handflächen nach oben zeigen. Heben Sie dann langsam das Gesäß an, bis der Körper eine Linie bildet. Spannen Sie die Gesäß- und auch die Beckenbodenmuskeln ganz bewusst an. Halten Sie die Spannung 6 bis 10 Sekunden, oder bewegen Sie das Becken ein wenig auf und ab, ohne es ganz abzulegen.

Variante: Noch effektiver ist diese Übung, wenn Sie ein Band über das Becken legen und die Enden mit den Händen am Boden festhalten. Dann das Becken gegen den Widerstand des Bandes anheben. Dabei ruhig und gleichmäßig weiteratmen.

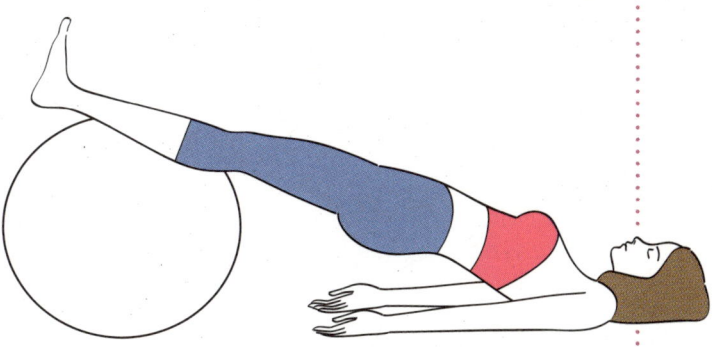

Übung 7: Dehnung der Arm- und Bauchmuskulatur

Bleiben Sie in der Rückenlage auf dem Boden liegen, und lassen Sie die Unterschenkel auf dem Ball ruhen. Nehmen Sie das Thera-Band zwischen beide Hände, und führen Sie es weit hinter den Kopf zurück. Lassen Sie die Arme hinter dem Kopf etwas auseinander auf dem Boden liegen, und halten Sie das Thera-Band zwischen den Händen gespannt. Spüren Sie die Dehnung in den Armen und im Brustkorbbereich. Heben Sie dann das Becken weit ab, sodass Sie eine Dehnung im Bauchmuskel spüren. Die Muskeln auf der Rückseite des Körpers werden dabei angespannt und gekräftigt. Nach 10 bis 30 Sekunden das Becken wieder langsam ablegen. Nicht vergessen: Den Atem währenddessen fließen lassen.

Variante: Das Becken anheben und dann einmal zur rechten, danach zur linken Seite drehen.

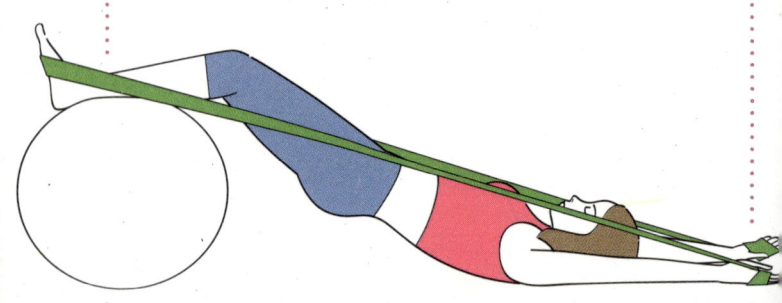

Übung 8: Entspannung und Dehnung in der Stufenlagerung

Legen Sie sich in die Stufenlagerung, wie Sie es bei »Entlastungshaltungen« (→ Seite 34) beschrieben vorfinden. Der Rücken liegt auf dem Boden, die Unterschenkel bequem auf dem Ball oder einem Stuhl.

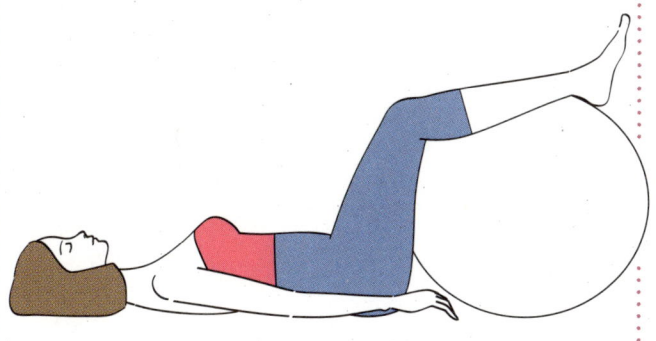

TIPP

Legen Sie sich bei Rückenschmerzen immer wieder zwischendurch in diese herrliche Entspannungsposition. Die Lendenwirbelsäule wird dabei gestreckt, Nerven und Wirbelgelenke werden entlastet; verspannte Muskeln und auch Bandscheiben können sich erholen.

9. Übungsprogramm – mit Hanteln und Pezzi-Ball

Da die Hanteln immer ein zusätzliches Gewicht darstellen, eignen sie sich sehr gut für Kräftigungsübungen. Im Handel finden Sie sie mit ein, zwei und drei Kilogramm Gewicht (in Kursen verwende ich meistens die Ein-Kilogramm-Hanteln). Manchmal sind Schlaufen an den Hanteln vorteilhaft, in die man die Hände oder den Vorderfuß hineinschieben kann.

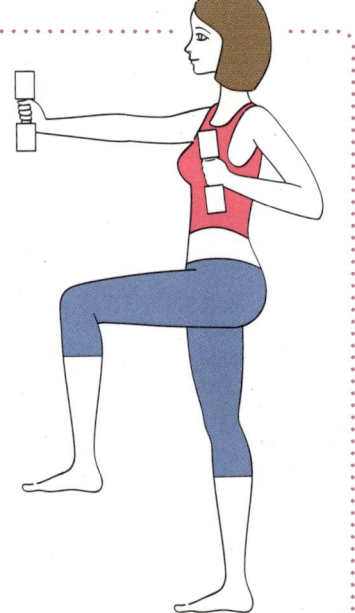

Übung 1:
Ganzkörperbewegung; Kräftigung der Arm- und Beinmuskulatur

Nehmen Sie in jede Hand eine Hantel. Dann auf der Stelle gehen und abwechselnd eine Hantel nach vorn oder oben stoßen.

Übung 2: Stoffwechselanregung und Kräftigung der Armmuskulatur

Setzen Sie sich aufrecht auf den Ball. Die Knie sind hüftbreit geöffnet, und die Füße stehen fest auf dem Boden. Nehmen Sie in jede Hand eine Hantel, und winkeln Sie beide Ellenbogen bis etwas unter Schulterhöhe an. Dann stoßen Sie abwechselnd den rechten und den linken Arm nach oben. Das Ellenbogengelenk bei allen Übungen nie ganz durchstrecken. Die Handflächen zeigen nach vorn.

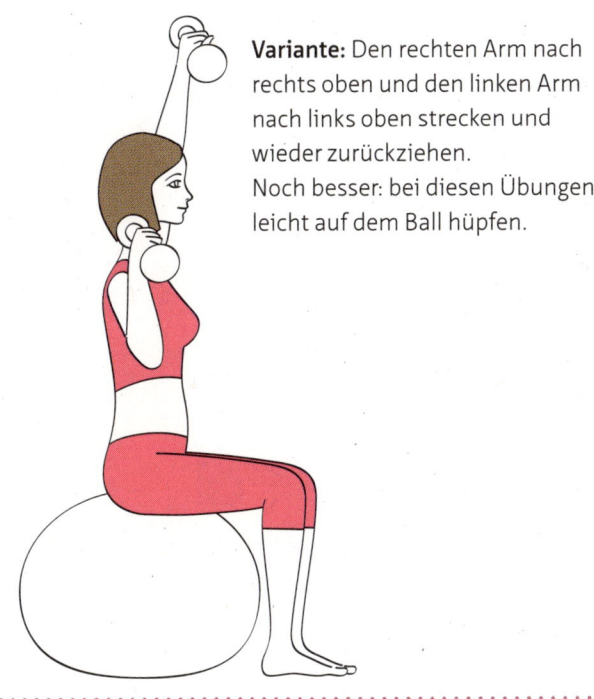

Variante: Den rechten Arm nach rechts oben und den linken Arm nach links oben strecken und wieder zurückziehen.
Noch besser: bei diesen Übungen leicht auf dem Ball hüpfen.

Übung 3: Trizepskräftigung und Haltungsschulung

Setzen Sie sich auf einen Pezzi-Ball, und beugen Sie den geraden (!) Rücken nach vorn. Dann den rechten Ellenbogen auf das rechte Knie aufsetzen und in der Hand eine Flasche oder Hantel halten. Den Ellenbogen in einer fließenden Bewegung beugen und strecken. Nach 15 bis 20 Wiederholungen die Seite wechseln. Lassen Sie währenddessen den Atem ruhig und gelöst mitschwingen.

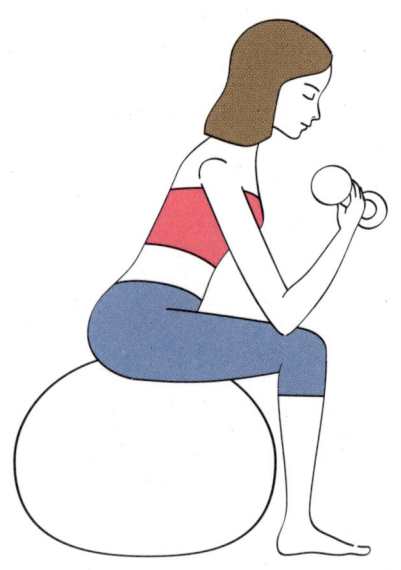

Übung 4: Kräftigung der Bein-, Gesäß- und Armmuskulatur

Stellen Sich sich etwa 30 Zentimeter vor einen Pezzi-Ball. Halten Sie in jeder Hand eine Hantel, und legen Sie hinten das linke Schienbein auf den Ball auf. Heben Sie beide Ellenbogen etwas unter Schulterhöhe an. Dann beugen Sie das rechte Knie, wobei der Oberkörper gerade bleibt. Das rechte Knie zeigt über den rechten Fuß. Gleichzeitig drücken Sie das linke Schienbein nach unten gegen die Sitzfläche und den Ball, und strecken Sie außerdem beide Arme senkrecht nach oben. Beim Strecken des Beines die Ellenbogen wieder beugen. Im fließenden Wechsel 6- bis 10-mal üben; dann die Seite wechseln.

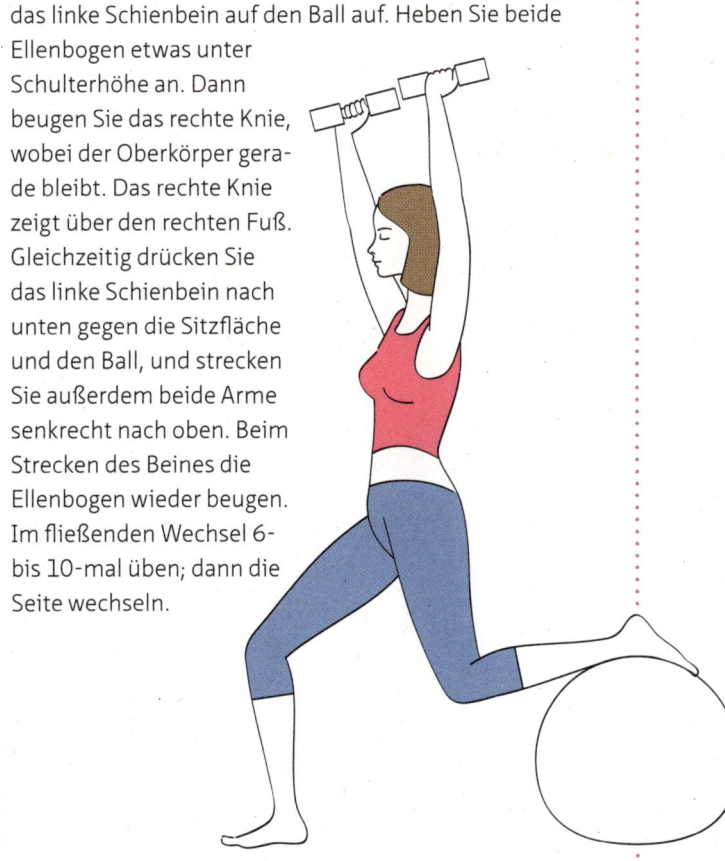

Übung 5: Dehnung der Arm-, Rumpf- und queren Bauchmuskulatur

Nehmen Sie in jede Hand eine Hantel, und stellen Sie sich in den Grätschstand. Wenn Sie wollen, können Sie sich auch aufrecht auf das vordere Drittel eines Stuhls setzen.

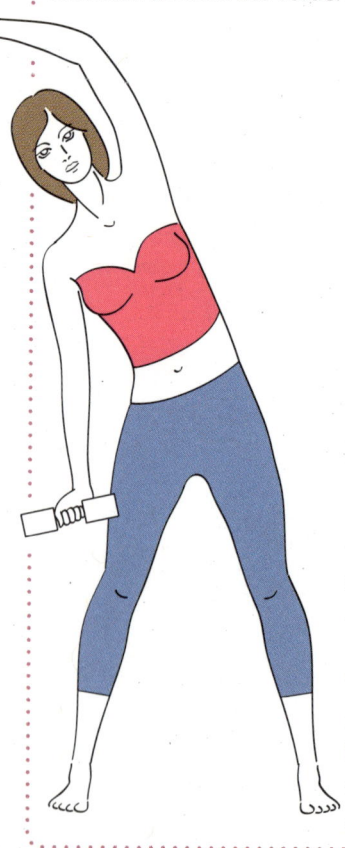

Lassen Sie beide Arme zunächst nach unten hängen. Strecken Sie dann den linken Arm nach oben, und beugen Sie den Oberkörper zur rechten Seite, wobei der gestreckte Arm in Verlängerung des Rumpfes schräg nach rechts außen zieht. Schieben Sie die Hantel weit weg, während Sie die andere Hantel mit der rechten Hand nach unten in Richtung Boden drücken. Verharren Sie in dieser Dehnposition 10 bis 30 Sekunden, dann in die Ausgangsposition zurückkommen, danach zur anderen Seite hin üben.

Variante: Überkreuzen Sie mit dem rechten Bein das linke Bein hinten, während der rechte Arm nach links oben schiebt.

Übung 6: Kräftigung der Oberarm-, Bauch- und Gesäßmuskulatur

Nehmen Sie in jede Hand eine Hantel, und legen Sie sich mit dem oberen und mittleren Rücken auf einen Pezzi-Ball. Die Füße stehen flach und fest auf dem Boden, die Knie sind gebeugt. Beugen Sie dann beide Ellenbogen an, sodass die Oberarme auf Schulterhöhe sind. Dann abwechselnd den rechten und den linken Arm senkrecht nach oben stoßen.

Variante: Beide Arme nach schräg vorn strecken. Dann aus der Schulter heraus einen Arm und die Hantel möglichst weit nach vorn schieben. Im Wechsel mit dem anderen Arm üben. Jedes Mal, wenn Sie den Arm vorschieben, spannt sich der Bauchmuskel an. Atmen Sie während der Anspannung, also beim Hochschieben, aus.

Übung 7: Dehnung der Brust- und Bauchmuskulatur

Setzen sie sich auf den Ball, und rollen Sie mit dem Gesäß nach unten, sodass die Lenden- und Brustwirbelsäule vom Ball gestützt werden. Legen Sie die Unterarme stabilisierend seitlich an den Ball. Dann rollen Sie mit dem Rücken noch etwas weiter über den Ball, und wenn es Ihnen angenehm ist, strecken Sie außerdem noch die Arme zurück. Wenn es Ihnen angenehmer ist, legen Sie die Hände unter den Kopf. Dabei kommt es zu einer besonderen Dehnung von Brustkorb und Bauchmuskulatur. Während Sie in dieser Dehnhaltung 10 bis 30 Sekunden ausharren, lassen Sie den Atem gelöst fließen.

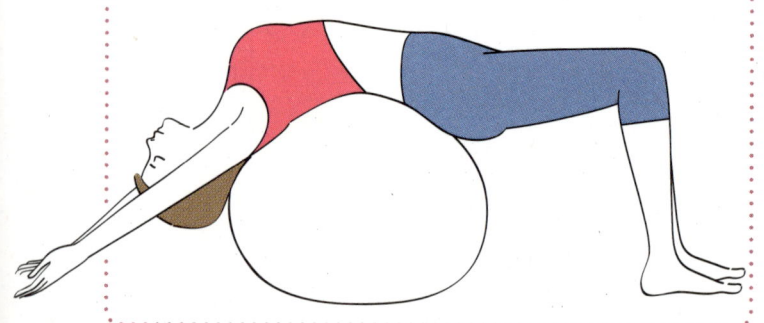

10. Übungsprogramm – auf kleinstem Raum

Die Übungen in diesem Übungsprogramm können alle auf kleinstem Raum ausgeführt werden, egal ob im Büro, zu Hause oder im Hotelzimmer. Sie benötigen für manche Übungen nur eine Tür und einen Stuhl.

Übung 1: Kräftigung der Bauch- und Beinmuskulatur

Stellen Sie sich hinter einen Stuhl mit Lehne, und stützen Sie sich mit den Händen darauf ab. Ziehen Sie dann im schnellen Wechsel das rechte Knie zur linken Seite und das linke Knie zur rechten Seite hoch. Das Becken dreht dabei jedes Mal mit. Üben Sie auf jeder Seite 10- bis 20-mal!

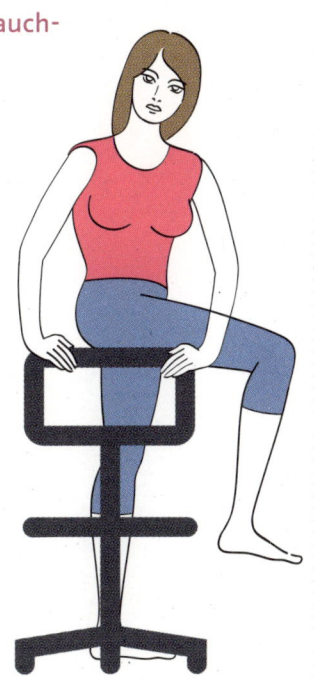

Übung 2: Kräftigung der Bauch-, Arm- und Rückenmuskulatur

Stellen Sie sich zwischen einen Türrahmen, wobei die Füße etwas gegrätscht sind. Heben Sie die Arme an, und legen Sie die Hände oben an den Türrahmen. Wichtig: Die Knie sind leicht gebeugt, der Rücken ist gerade. Dann zuerst die Bauch- und Beckenbodenmuskeln anspannen und anschließend versuchen, mit den Händen den oberen Teil des Türrahmens wegzudrücken. Achten Sie dabei auf eine

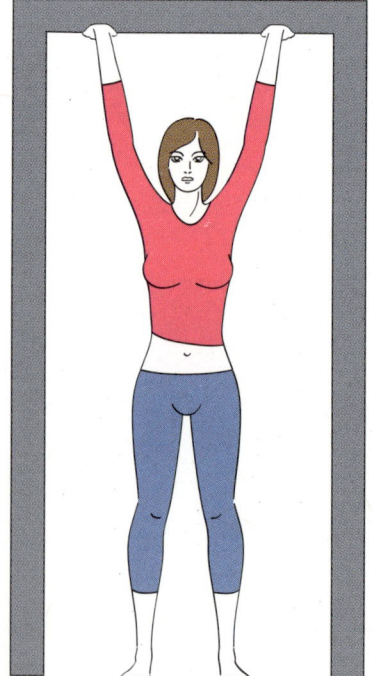

aufrechte Kopfhaltung. Die Spannung 6 bis 10 Sekunden halten, dann locker lassen.

Variante: Legen Sie die Hände etwa in Schulterhöhe an den rechten und linken Türrahmen, und drücken Sie dann mit den Händen nach außen.

Übung 3: Kräftigung der Bauch- und Oberschenkelmuskulatur; Dehnung des Kreuzbereichs

Stellen Sie sich mit geradem Rücken an einen Seitenpfos-
ten des Türrahmens. Die Füße stehen etwa 40 Zentimeter
davon entfernt, die Knie sind etwas gebeugt. Dann ein Bein
anheben und die ganze Fußsohle an den anderen Türpfosten legen. Spannen Sie jetzt Bauch und Beckenboden kräftig an, drücken Sie das Kreuz gegen den Türpfosten, und
stemmen Sie den Fuß des angehobenen Beines so kräftig

wie möglich gegen
den Türpfosten.
Tun Sie so, als ob
Sie das Bein stre-
cken wollten. Die
Spannung 6 bis 10
Sekunden halten,
dann das Bein
wechseln. Wichtig:
die Schultern nicht
hochziehen. Die
Arme können he-
runterhängen und
eher nach hinten
ziehen – oder die
Hände drücken
hinter dem Gesäß
gegen den Tür-
pfosten.

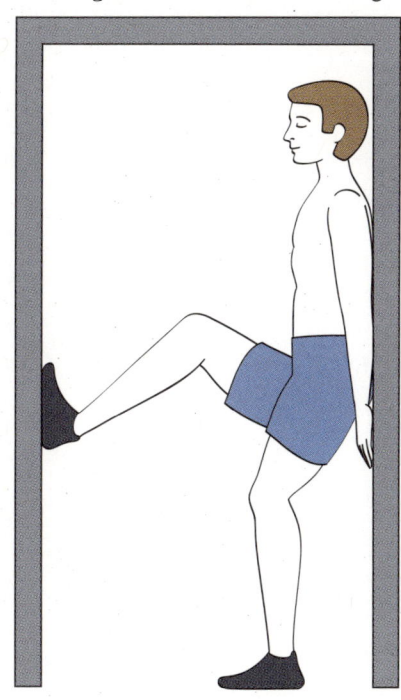

Übung 4: Dehnung der Oberschenkelvorderseite

Stellen Sie sich vor einen Türpfosten, eine Tür oder eine Wand, und halten Sie sich mit der rechten Hand daran fest. Verlagern Sie das Gewicht auf das rechte Bein. Heben Sie dann den linken Unterschenkel nach hinten an, und greifen Sie mit der linken Hand den linken Fußrücken. Ziehen Sie diesen in Richtung Gesäß, und achten Sie darauf, dass Sie das Becken nicht nach hinten drehen und dadurch ein Hohlkreuz entsteht. Spannen Sie deshalb den Bauch leicht an, und schieben Sie die Leiste etwas nach vorn.

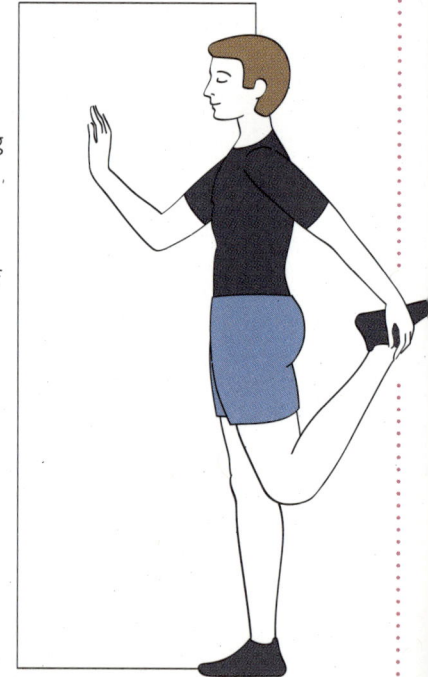

Variante: Diese Übung ist auch im Sitzen auf einem Stuhl möglich, wenn Sie sich mit einer Beckenhälfte auf die Außenseite eines Stuhls ohne Armlehnen setzen.

Übung 5: Kräftigung der hinteren Oberschenkel- und Gesäßmuskulatur

Stellen Sie sich in einen Türrahmen, und legen Sie beide Hände etwa in Schulterhöhe an den vorderen Türpfosten. Verlagern Sie dann das Gewicht auf das linke Bein, wobei das Knie leicht gebeugt ist. Anschließend das rechte Bein nach hinten strecken und die Ferse gegen den hinteren Türpfosten drücken. Die Spannung 6 bis 10 Sekunden halten, dann locker lassen; 4- bis 6-mal wiederholen, nun die Seite wechseln. Machen Sie kein Hohlkreuz!

Variante: Den Unterschenkel hinten anheben, sodass Ober- und Unterschenkel etwa einen 90-Grad-Winkel bilden; dann mit dem ganzen Fuß gegen den hinteren Türrahmen drücken. Noch effektiver ist die Übung, wenn Sie während der oben beschriebenen Anspannung mit beiden Händen den vorderen Türrahmen »zusammendrücken«.

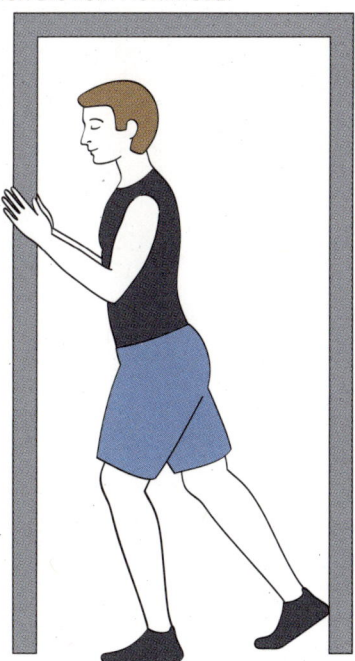

Übung 6: Kräftigung der Bauch- und inneren Oberschenkelmuskulatur

Stellen Sie sich vor eine geöffnete Tür, sodass diese sich zwischen Ihren Knien befindet. Die Knie sind etwas gebeugt, und mit den Händen halten Sie sich von innen und außen an den Türgriffen fest. Dann heben Sie das rechte Knie an und legen es von innen an die Tür, sodass sich zwischen Ober- und Unterschenkel ein rechter Winkel befindet. Halten Sie die Tür mit den Händen fest, und drücken Sie mit der Oberschenkelinnenseite kräftig gegen die Tür. Die Spannung 6 bis 10 Sekunden halten, dann das Bein wechseln.

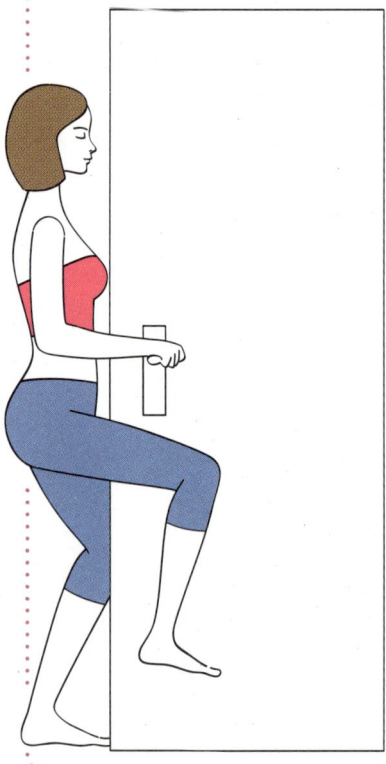

Übung 7: Dehnung der Arm-und Oberkörper-muskulatur; Kräftigung der Bauchmuskulatur

Stellen Sie sich in der Schrittstellung in den Türrahmen. Das linke Bein steht zwischen dem Türrahmen und ist leicht gebeugt. Das hintere rechte Bein ist gestreckt. Führen Sie beide Arme nach oben, und schieben Sie die Hände innen am oberen Türrahmen entlang, so hoch wie möglich. Spannen Sie dann die Beckenboden- und Bauchmuskeln an, und bewegen Sie den Brustkorb nach vorn. Halten Sie diese Position 10 bis 20 Sekunden, dann den Körper zurück-bewegen, die Arme kurz entspannen und anschließend die Beinstellung wechseln. Jede Seite 2- bis 4-mal trainieren.

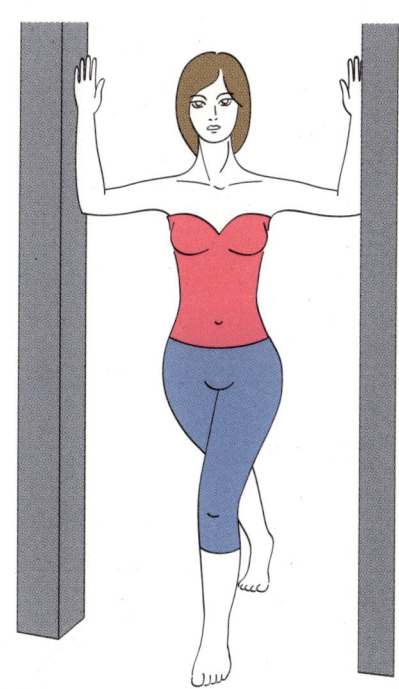

Variante: Die Hände nicht an den oberen Türrahmen setzen, sondern die Ellen-bogen (und Unter-arme) in Schulter-höhe rechts und links an die Tür-pfosten legen.

11. Übungsprogramm – Nacken- und Schulterübungen

Wenn Sie vor allem in diesem Bereich Beschwerden haben, sollten Sie dieses Übungsprogramm häufig ausführen. Aber bedenken Sie, dass der Schulter- und Nackenbereich auch von einer guten Haltung sowie von starken Bauch-, Rücken- und Gesäßmuskeln profitiert. Die Übungen sind auch für alle Computerarbeiter sehr empfehlenswert.

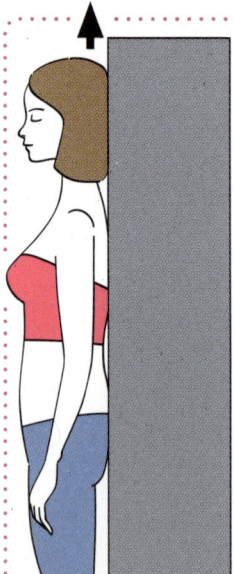

Übung 1: Haltungsübung, Dehnung der Nackenmuskulatur

Stellen Sie sich mit dem Rücken an eine Wand oder Tür, sodass Fersen, Schultergürtel und Hinterkopf diese berühren. Gleiten Sie nun mit dem Hinterkopf an der Wand nach oben, und schieben Sie die Fingerspitzen und Schultern nach unten. Erspüren Sie die Dehnspannung in der Wirbelsäule und besonders im Nacken. Die Spannung 10 bis 30 Sekunden halten, dann gelöst nachspüren. Üben Sie 4- bis 6-mal.

Übung 2: Mobilisierung der Schultergelenke und der oberen Rückenmuskulatur

Setzen Sie sich aufrecht auf die vordere Kante eines Stuhls oder stellen Sie sich etwa hüftbreit hin. Legen Sie dann die Hände auf die Schultern, und kreisen Sie mit den Ellenbogen. Achten Sie dabei auf große und weite Kreise, und lassen Sie den Atem gelöst fließen. Kreisen Sie die Ellenbogen nah an den Rumpfseiten vorbei weit nach hinten, sodass die Schulterblätter sich nähern, dann weit nach oben und vorn. Vorn dürfen die Ellenbogen sich fast oder ganz berühren. Üben Sie 10- bis 20-mal. Dann wechseln Sie die Richtung.

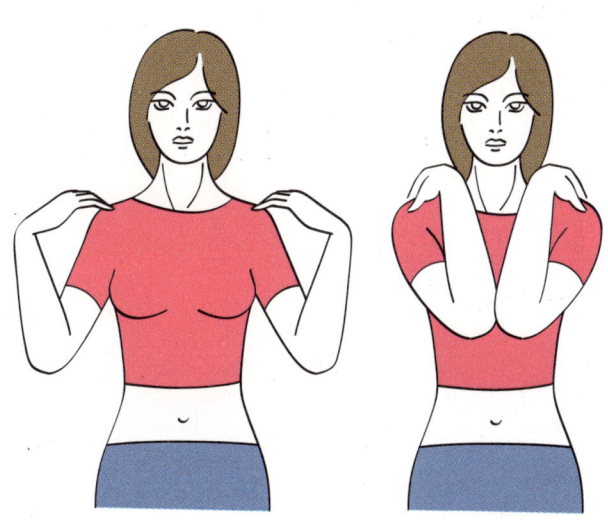

Übung 3: Dehnung der Nackenmuskulatur

Setzen Sie sich aufrecht auf einen Stuhl, und lassen Sie die Hände auf Ihren Oberschenkeln ruhen. Machen Sie dann zuerst den Nacken lang, indem Sie den Hinterkopf nach oben zur Decke recken. Die Schultern ziehen eher nach unten. Dann den Kopf vorbeugen und das Kinn in Richtung Brustbein ziehen. Während die Halswirbelsäule gebeugt wird, bleibt die übrige Wirbelsäule aufgerichtet. Spüren Sie die Dehnung der hinteren Nackenmuskeln, und lassen Sie dabei den Atem gelöst fließen. Dehnen Sie 10 bis 20

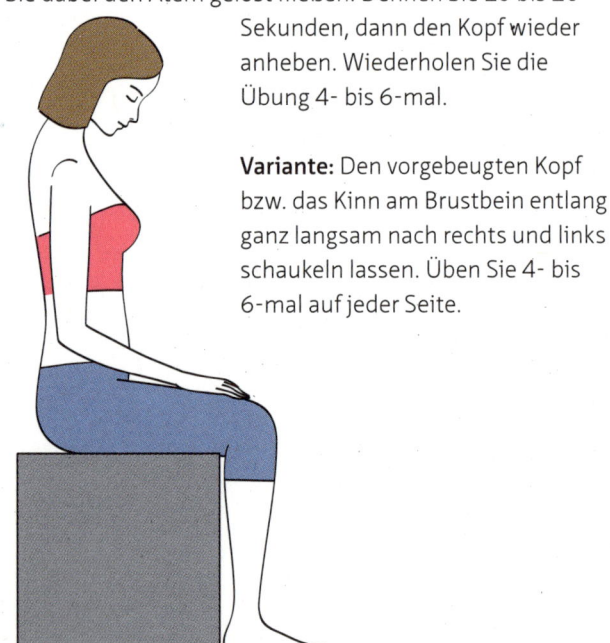

Sekunden, dann den Kopf wieder anheben. Wiederholen Sie die Übung 4- bis 6-mal.

Variante: Den vorgebeugten Kopf bzw. das Kinn am Brustbein entlang ganz langsam nach rechts und links schaukeln lassen. Üben Sie 4- bis 6-mal auf jeder Seite.

Übung 4: Dehnung der seitlichen Nackenmuskulatur

Diese Übung wirkt gut gegen Nackenstarre. Setzen Sie sich aufrecht auf einen Stuhl, oder stellen Sie sich auf den Boden. Die Arme hängen seitlich nach unten. Winkeln Sie die Handflächen an, sodass die Fingerspitzen nach außen zeigen, und schieben Sie die Handteller nach unten. Gleichzeitig das Kinn ein wenig nach hinten und den Hinterkopf in Richtung Decke schieben. Dadurch längt sich die Halswirbelsäule. Legen Sie jetzt den Kopf zur linken Seite, und greifen Sie mit der linken Hand über den Kopf an das rechte Ohr. Lassen Sie das Gewicht der Hand wirken, während die rechte Hand nach unten drückt. Spüren Sie die Dehnung in der rechten Nackenseite bis in den Unterarm, und halten Sie die Position 10 bis 20 Sekunden; dann einen Moment nachspüren und die Seite wechseln. Dehnen Sie jede Seite 3- bis 4-mal.

Übung 5: Dehnung und Mobilisation der gesamten Wirbelsäule bis zum Nacken

Setzen Sie sich aufrecht auf einen Stuhl, und legen Sie die Arme auf die Oberschenkel. Achten Sie auf eine aufrechte Haltung mit angehobenem Brustkorb, ziehen Sie die Schultern aber nicht hoch. Rollen Sie dann den ganzen Rücken ein, zuerst das Kinn zum Brustbein nehmen, dann den Kopf einziehen. Anschließend die Brust- und schließlich die Lendenwirbelsäule einrollen. Jetzt dürfen Sie auch die Bauchmuskeln etwas anspannen. Diese Rücken- und Nackendehnung 10 bis 20 Sekunden halten. Dann die Wirbelsäule langsam wieder aufrichten; dabei die Arme seitlich nach hinten führen und etwas ausdrehen, sodass die Handflächen nach vorn zeigen.

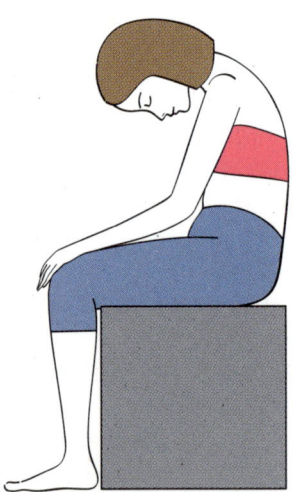

Übung 6: Drehung und Bewegung der gesamten Wirbelsäule, Schraube

Setzen Sie sich aufrecht auf einen Stuhl. Legen Sie die rechte Hand an die Außenseite des linken Knies, und drehen Sie dann den Oberkörper zur linken Seite, indem Sie gleichzeitig den linken Arm schräg nach hinten oben führen. Der Kopf geht mit, und der Blick ist auf die Hand gerichtet. Diese Position 10 bis 20 Sekunden aushalten und den Atem fließen lassen. Dann in die Ausgangsstellung zurückkommen und mit der anderen Seite üben. Die Bewegung findet in der gesamten Wirbelsäule statt.

Variante: Die linke Hand an den rechten Knöchel legen und den rechten Arm nach hinten oben strecken (→ Illustration rechts).

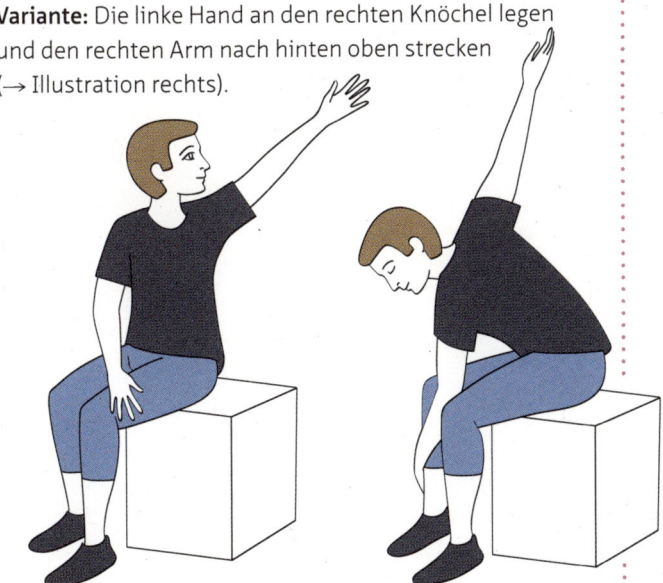

Übung 7: Rücken- und Nackendehnung sowie -mobilisation

Ein Klassiker in der Rückengymnastik und sehr wirkungsvoll: Begeben Sie sich in den Vierfüßlerstand. Die Hände
stehen schulterbreit und die Knie hüftbreit auseinander.
Rücken und Hinterkopf befinden sich auf einer Linie.
Atmen Sie ein, während Sie den Kopf ein wenig anheben
und den Bauch locker lassen; dann langsam durch den
Mund ausatmen und dabei den Bauchnabel nach innen
in Richtung Wirbelsäule ziehen, den Rücken rund machen
und den Kopf einziehen (Kinn in Richtung Brustbein).
Nehmen Sie die Dehnung im ganzen Rücken- und Nackenbereich wahr.

Variante: Beim Ausatmen ein Knie in Richtung Nase
ziehen.

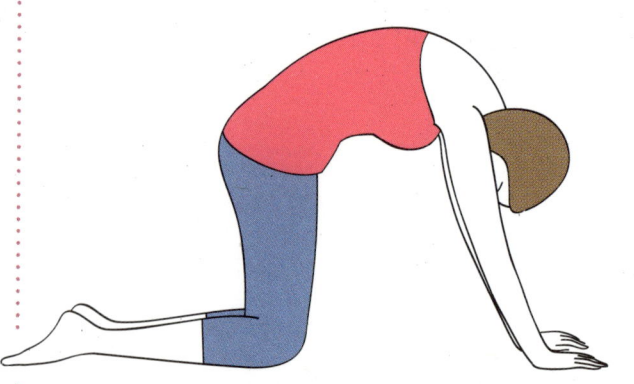

Übung 8: Entspannung für Rücken und Nacken

Begeben Sie sich in den Vierfüßlerstand auf Hände und Knie, und heben Sie dann das Gesäß an, sodass die Beine gestreckt sind und der Kopf sich zwischen den Armen befindet. Rücken, Arme und Kopf befinden sich in einer Linie. Lassen Sie den Kopf schwer hängen, und schauen Sie in Richtung Füße. Das Steißbein strebt nach oben und die Fersen zum Boden. Die gesamte Wirbelsäule, insbesondere die Halswirbelsäule, wird voll entlastet. Halten Sie in dieser Position 10 bis 30 Sekunden aus, und lassen Sie den Atem gelöst fließen. Erspüren Sie den Atem auch im unteren Rücken.

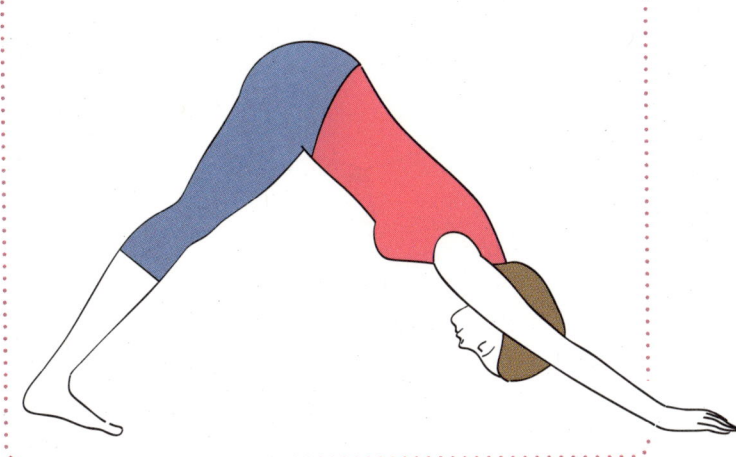

Übung 9: Lockerung der Nackenmuskeln; Mobilisation der Brust- und Halswirbelsäule

Nehmen Sie wieder den Vierfüßlerstand ein. Lassen Sie dann den Kopf hängen, sodass die Nackenmuskeln entspannen können. Dann den Kopf sanft hin und her bewegen, als ob Sie den Kopf schütteln wollten. Vielleicht kennen Sie noch die Spielzeughündchen im Heckfenster eines Autos. Bewegen Sie den Kopf sanft und locker hin und her. Dadurch lockern sich erst einmal die Nackenmuskeln. Ziehen Sie dann das Kinn in Richtung rechter Achsel, und anschließend heben Sie den Kopf und drehen ihn nach links, wobei Sie über die linke Schulter nach hinten schauen. Zuerst ganz langsam, dann ein wenig schneller. Nach 10 bis 20 Sekunden die Seite wechseln.

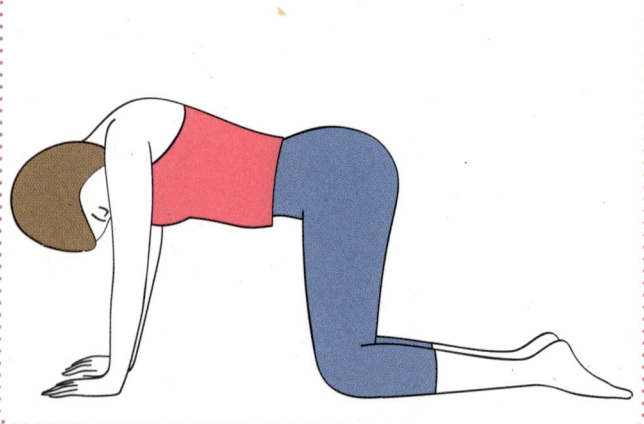

Übung 10: Dehnung, Entspannung und Beweglichkeit der Lenden- und Halswirbelsäule

Legen Sie sich auf den Rücken, und ziehen Sie die Knie eng zum Brustkorb; die Hände fassen unter die Kniekehlen. Heben Sie dann den Kopf an, und versuchen Sie, die Knie so weit wie möglich zur Stirn zu ziehen. Verbleiben Sie 10 bis 20 Sekunden in dieser Position, und erspüren Sie die Dehnung. Den Atem fließen lassen.

Variante: Schaukeln Sie locker vor und zurück.

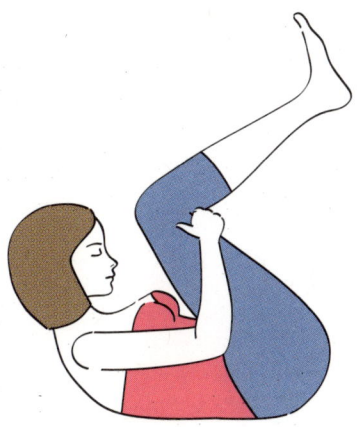

Register

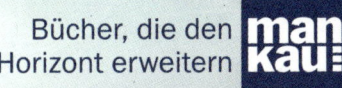
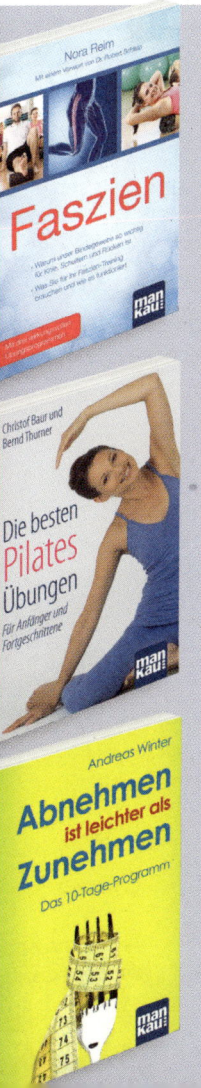

Nora Reim
FASZIEN
Mit drei wirkungsvollen Übungsprogrammen. *Kompakt-Ratgeber*

7,99 € (D) / 8,20 € (A), ISBN 978-3-86374-287-4
Klappenbroschur, durchgehend farbig, 127 Seiten

Damit Knie- und Schultergelenk geschmeidig arbeiten und
der Rücken bei allen Aktivitäten gut und gern mitmacht,
müssen die Faszien gekräftigt werden. Bereits zehn Minuten
Training zweimal pro Woche stellen sicher, dass das Bindegewebe nicht verklebt und Schmerzen verursacht. Machen
Sie Ihren Rückenschmerzen den Garaus!

Bernd Thurner / Christof Baur
DIE BESTEN PILATES-ÜBUNGEN
Für Anfänger und Fortgeschrittene. *Kompakt-Ratgeber*

7,99 € (D) / 8,20 € (A), ISBN 978-3-86374-272-0
Klappenbroschur, durchgehend farbig, 127 Seiten

Pilates ist ein idealer Ausgleich für unseren oftmals mental
stressigen und körperlich monotonen Alltag. Besonders
durch die Aktivierung des Kraftzentrums in der Körpermitte
(„Powerhouse") wird der qualitative Trainingseffekt gestei-
gert und gleichzeitig die Wirbelsäule vor Fehlbelastungen
geschützt. Ein unverzichtbarer Ratgeber für ein völlig neues
Körpergefühl ganz nach Ihren individuellen Bedürfnissen!

Andreas Winter
ABNEHMEN IST LEICHTER ALS ZUNEHMEN
Das 10-Tage-Programm. *Kompakt-Ratgeber*

7,99 € (D) / 8,20 € (A), ISBN 978-3-86374-126-6
Klappenbroschur, durchgehend farbig, 95 Seiten

In nur zehn Tagen lernen Sie, warum Sie überhaupt zunehmen, und erhalten damit die nötigen Grundlagen, um die
lästigen Pfunde wieder loszuwerden. Lassen Sie sich durch
erstaunliche Beispiele aus der Praxis, leicht verständliche
Erklärungen und hilfreiche Tipps davon überzeugen, wie
einfach es ist, sein Gewicht zu reduzieren.

Unsere Kompakt-Ratgeber

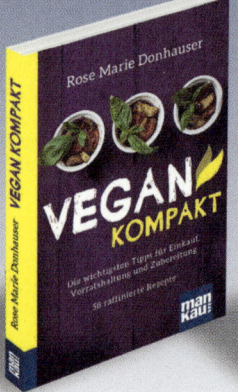
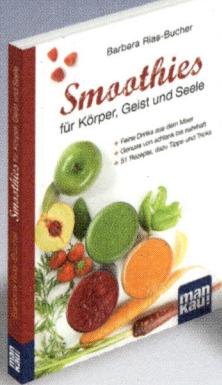
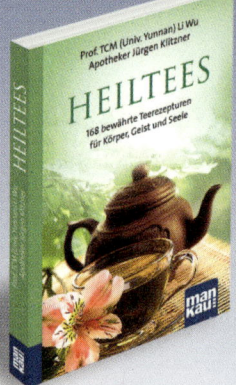

Rose Marie Donhauser
Vegan kompakt
ISBN 978-3-86374-252-2

Dr. Barbara Rias-Bucher
Smoothies
ISBN 978-3-86374-164-8

Dr. Li Wu / Jürgen Klitzner
Heiltees
ISBN 978-3-86374-184-6

Weitere Titel aus unserer Kompakt-Reihe:

Baur/Thurner: Die besten Pilates-Übungen
ISBN 978-3-86374-272-0

Bloos: Heilsteine
ISBN 978-3-86374-311-6

Bueß-Kovács: Eisenmangel
ISBN 978-3-86374-290-4

Frohn: Das kleine Buch der Hausmittel
ISBN 978-3-86374-264-5

Hätscher-Rosenbauer: Kleine Augenschule
ISBN 978-3-86374-314-7

Harnisch: Moringa oleifera
ISBN 978-3-86374-193-8

Höfler: Kleine Rückenschule
ISBN 978-3-86374-329-1

Li: Organuhr
ISBN 978-3-86374-269-0

Lohmann: Laborwerte verstehen
ISBN 978-3-86374-158-7

Neumayer: Heilen mit Zahlen
ISBN 978-3-86374-208-9

Neumayer/Stark: Medizin zum Aufmalen
ISBN 978-3-86374-132-7

Neumayer: Multitalent Zink
ISBN 978-3-86374-317-8

Reik: Sicher als Frau
ISBN 978-3-86374-299-7

Reim: Faszien
ISBN 978-3-86374-287-4

Rias-Bucher: Garten-Smoothies
ISBN 978-3-86374-199-0

Rias-Bucher: Winter-Smoothies
ISBN 978-3-86374-181-5

Röcker: Heilen mit Bachblüten
ISBN 978-3-86374-161-7

Schwinghammer: Knigge kompakt
ISBN 978-3-86374-258-4

Simonsohn: Chia
ISBN 978-3-86374-296-6

Spitz/Grant: Vitamin D. Das Sonnenhormon
ISBN 978-3-86374-178-5

Straubinger: Säure-Basen-Balance
ISBN 978-3-86374-255-3

Weidinger: Achtsamkeit für jeden T.
ISBN 978-3-86374-261-4

Winter: Abnehmen ist leichter als Zunehmen
ISBN 978-3-86374-126-6

Wolffskeel: Die 12 Salze des Leben.
ISBN 978-3-86374-129-7

Wormer: Fibromyalgie
ISBN 978-3-86374-211-9

Wormer: Hashimoto
ISBN 978-3-86374-175-4

Wormer: Tinnitus
ISBN 978-3-86374-275-1

Unsere Bücher erhalten Sie bei Ihrem Buchhändler! Besuchen Sie auch unsere Internetseite mit Bestellmöglichkeit, Internetforum, Leseproben, Veranstaltungstipps und Newsletter: **www.mankau-verlag.de**

man kau